洞天奥旨

（第二版）

清·陈士铎◎著

柳 璇 宋白杨◎校注

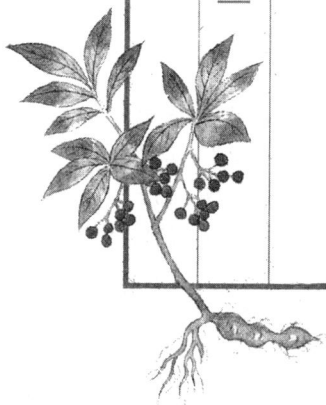

中医非物质文化遗产临床经典读本

第一辑

中国健康传媒集团

中国医药科技出版社

图书在版编目（CIP）数据

洞天奥旨 /（清）陈士铎著；柳璇，宋白杨校注 . —2 版 . — 北京：中国医药科技出版社，2019.7（2024.8重印）

（中医非物质文化遗产临床经典读本）

ISBN 978-7-5214-0851-5

Ⅰ.①洞⋯ Ⅱ.①陈⋯ ②柳⋯ ③宋⋯ Ⅲ.①中医外科学－中国—清代 Ⅳ.① R26

中国版本图书馆 CIP 数据核字（2019）第 036189 号

美术编辑　陈君杞
版式设计　也　在

出版　**中国健康传媒集团** ｜ 中国医药科技出版社
地址　北京市海淀区文慧园北路甲 22 号
邮编　100082
电话　发行：010 - 62227427　邮购：010 - 62236938
网址　www.cmstp.com
规格　880 × 1230mm $\frac{1}{32}$
印张　8 $\frac{1}{4}$
字数　172 千字
初版　2011 年 1 月第 1 版
版次　2019 年 7 月第 2 版
印次　2024 年 8 月第 3 次印刷
印刷　大厂回族自治县彩虹印刷有限公司
经销　全国各地新华书店
书号　ISBN 978-7-5214-0851-5
定价　**26.00 元**

获取新书信息、投稿、为图书纠错，请扫码联系我们。

《洞天奥旨》又名《外科秘录》，全书共 16 卷，清·陈士铎著。陈士铎，字敬之，号远公，别号朱华子，又号莲公，自号大雅堂主人，浙江绍兴人，生卒年代约为公元 1627~1707 年。陈士铎是有反清思想的人，以道者自居，好游历，遍访名人，并与傅青主有密切交往，因此，在他的书中常用隐语表示与诸多人物的关系，如"吕道人岩""汉长沙守张机"等，读者勿以为怪。

《洞天奥旨》卷一至卷四，总论痈疽疮疡之标本、辨脉、善恶、顺逆、并发证、治法、调护等；卷五至卷十三，列举外科、皮肤科、跌扑、金刃、虫兽伤 157 种证治；卷十四至卷十六，载外科用方 281 首。陈氏在辨识疮疡吉凶顺逆及治疗疥癣、痈疽、疮疡、梅毒等外科疑难重症方面，具有独到的见解和经验，对外科疮疡，辨证、处方多验。《洞天奥旨》是陈士铎晚年的著作，记载了他治疗外科疾病的经验。

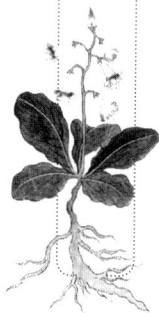

内容提要

出版者的话

　　中国从有文献可考的夏、商、周三代，就进入了文明的时代。中国人认为自己是炎黄的子孙，若以此推算，中国的文明史可以追溯到五千年前。中华民族崇尚自然，形成了"天人合一"的信仰，中医学就是在这种信仰的基础上产生的一种传统医学。

　　中医的起源可以追溯到炎帝、黄帝时期，根据考古、文献记载和传说，炎帝神农氏发明了用药物治病，黄帝轩辕氏创造脏腑经脉知识，炎帝和黄帝不仅是中华民族的始祖，也是中医的缔造者。

　　大约在公元前1600年，商代的伊尹发明了用"汤液"治病，即根据不同的证候把药物组合在一起治疗疾病，后世称这种"汤液"为"方剂"，这种治病方法一直延续到现在。由此可见，中华民族早在3700多年前就发明了把各种药物组合为"方剂"治疗疾病，实在令人惊叹！商代的彭祖用养生的方法防治疾病，中国人重视养生的传统至今深入民心。根据西汉司马迁《史记》的记载，春秋战国时期的秦越人扁鹊善于诊脉和针灸，西汉仓公淳于意善于辨证施治。这些世代传承积累的医药知识，到了西汉时期已蔚为大观。汉文帝下诏命刘向等一批学者整理全国的图书，整理后的图书分为六大类，即六艺、诸子、诗赋、兵书、术数、方技，方技即医学。刘向等校书，前后历时27年，是对中国历史文献最为壮观的结集、整理、研究，真正起到了上对古人、下对子孙后代的承前启后的作用。后之学者，欲考中国学术的源流，可以此为纲鉴。

这些记载各种医学知识的医籍，传之后世，被遵为经典。医经中的《黄帝内经》，记述了生命、疾病、诊疗、药物、针灸、养生的原理，是中医学理论体系形成的标志。这部著作流传了2000多年，到现在，仍被视为学习中医的必读之书，且早在公元7世纪，就传播到了周边一些国家和地区，近代以来，更是被翻译成多种语言，在世界许多国家广泛传播。

经方医籍中记载了大量以方治病和药物的知识，其中有《汤液经法》一书，相传是伊尹所作。东汉时期，人们把用药的知识编纂为一部著作，称《神农本草经》，其中记载了365种药物的药性、产地、采收、加工和主治等，是现代中药学的起源。中国历代政府重视对药物进行整理规范，著名的如唐代的《新修本草》、宋代的《证类本草》，到了明代，著名医学家李时珍历经30余年研究，编撰了《本草纲目》一书，在世界各国产生了广泛影响。

东汉时期的张仲景，对医经、经方进行总结，创造了"六经辨证"的理论方法，编撰了《伤寒杂病论》，成为中医临床学的奠基人，至今仍是指导中医临床的重要文献。这部著作早在公元700年左右就传到日本等国家和地区，一直受到重视。

西晋时期，皇甫谧将《素问》《针经》和《黄帝明堂经》进行整理，编纂了《针灸甲乙经》，系统地记录了针灸的理论与实践，成为学习针灸的经典必读之书，一直传承到现在。这部著作也被翻译成多种语言，在世界各地广泛传播。

中医学在数千年的发展历程中，创造积累了丰富的医学理论与实践经验，仅就文献而言，保存下来的中医古籍就有1万余种。中医学独特的思想与实践，在人类社会关注健康、重视保护文化多样性和非物质文化遗产的背景下，显现出更加旺盛的生命力。

中医药学与中华民族所有的知识一样，是"究天人之际"的学问，所以，中国的学者们信守着"究天人之际，通古今之变，成一家之言"的至理。《素问·著至教论篇》记载黄帝与雷公讨论医道说："而道，上知天文，下知地理，中知人事，可以长久。以教众庶，亦不疑殆。医道论篇，可传后世，可以为宝。"这段话道出了中医学的本质。中医是医道，医道是文化、是智慧，《黄帝内经》中记载的都是医道。医道是究天人之际的学问，天不变，道亦不变，故可以长久，可以传之后世，可以为万世之宝。

医道可以长久，在医道指导下的医疗实践，也可以长久。故《黄帝内经》中的诊法、刺法可以用，《伤寒论》《金匮要略》《备急千金要方》《外台秘要》的医方今天亦可以用，《神农本草经》《证类本草》《本草纲目》的药今天仍可以用。

或许要问，时间太久了，没有发展吗？不需要创新吗？其实，求新是中华民族一贯的追求。如《礼记·大学》说："苟日新，日日新，又日新。"清人钱大昕有一部书叫《十驾斋养新录》，他以咏芭蕉的诗句解释"养新"之义说："芭蕉心尽展新枝，新卷新心暗已随，愿学新心养新德，长随新叶起新知。"原来新知是"养"出来的。

中华民族"和实生物，同则不继"的思想智慧，与当今国际社会提出的保护和促进文化多样性、保护人类的非物质文化遗产的需求相呼应。世界卫生组织 2000 年发布的《传统医学研究和评价方法指导总则》中，将"传统医学"定义为"在维护健康以及预防、诊断、改善或治疗身心疾病方面使用的各种以不同文化所特有的理论、信仰和经验为基础的知识、技能和实践的总和"，点

3

明了文化是传统医学的根基。习近平总书记深刻指出："中医药学是中国古代科学的瑰宝，也是打开中华文明宝库的钥匙。"这套丛书的整理出版，也是为了打磨好中医药学这把钥匙，以期打开中华文明这个宝库。

希望这套书的再版，能够带您回归经典，重温中医智慧，获得启示，增添助力！

中国医药科技出版社

2019 年 6 月

校注说明

　　《洞天奥旨》，今存最早的刊本是乾隆五十五年大雅堂本。今本前有康熙三十六年陶式玉的序，但是否即是康熙间的刊本，今已不得详考。此书流传较广，清人书目已有著录。如《郑堂读书记》："《洞天奥旨》十六卷，大雅堂刊本。国朝陈士铎撰。士铎，字敬之，号远公，别号朱华子，山阴人。前有康熙甲戌自序、凡例，越五载，戊寅陶式玉复为之序，至乾隆庚戌，其曾孙凤辉付梓并为之跋。"又《万卷精华楼藏书志》载："《洞天奥旨》十六卷，国朝陈士铎撰。原本，康熙甲戌所刊，前有自序，此外科之秘录也。"此称康熙甲戌刊，是据陈士铎的序而定，恐未稳。该书问世后，在民间广为流传，至民国时，刻本已有十余种。今存世的主要刊本有乾隆五十五年大雅堂本、嘉庆间聚贤堂本、纬文堂巾箱本、光绪间善成堂本，以及清末、民国间石印本数种。其中以大雅堂刊本为最善。此次整理，即以此本为底本，另以聚贤堂本、纬文堂本、善成堂本等为校本。

　　底本中的脱误衍倒等，均据别本予以校正，并出校记说明。凡缺文无从补入者，均以"□"标示。原书无标点，今采用国家颁布的《中华人民共和国国家标准标点符号用法》进行标点。

校注者

2009 年 9 月

陶　序

　　人身一小天地也，莫不能言之，然而知之者鲜矣。夫风日晴和，雨旸时若，寒暑得宜，而灾变不作，天之常也；日月薄蚀，雷电晦冥，殒霜害稼，旱涝频仍，春夏而行秋冬之令，天之变也。若地之常，则五谷丰稔，庶物蕃滋，川流不息，堤崖永固者是也；地之变，则山崩川竭，海沸陆沉，禾苗枯槁，瘟疫流行者是也。然则天地之常变，人孰能知之？知之者，其惟圣人乎。人身亦具一小天地，常则耳聪目明，手持足履，饮食起居，不异于人，早作夜息而无有疾痛之患。变则内而气血损匮，脏腑壅滞，百病丛生，与死为邻；外而痈疽疮毒，轻重不齐，血气腐涸，寒热交迸。是人身之常变，与天地之常变等。而求其起死回生，转败为功，如谊日回天之手，固非庸众之流所能知也。第内科自《素问》《难经》《灵枢》而下，历代高贤著书，已等于五车之富，间有窥见一斑，而以之骛名逐利者，效则归功于己，不效辄委之于命，良足深慨也。至于外科，其书原不及内科之什一，患者谓与内科无涉，而专委于外科。业外科者以为不关脏腑，而未尝诊视其脉之虚实，审辨其症之阴阳，动辄滥用刀针，妄施败毒攻伐之剂，致虚弱者轻变为重，重变至危而不可收拾，乃至于死，伊谁之咎与？更有奸险贪诈之徒，处心不良，乘机射利，本属轻症，而故作危言，以恐吓病者，勒券索谢，然后用药。殊不知疽毒之发，变生不测，

1

本非高手，而延挨迟误，至不能施其伎俩，于是委之病原深重，以卸其罪。此等之受天谴鬼责，吾知必不能免也。然则先圣先贤，著书立说以垂救后世，必为上圣高真，位谪仙果，其在天际，俯视下土苍生之罹灾遭患，而莫之拯济，宁不隐恻于衷，而欲现身说法，以度世为事哉。吾老友陈远公先生，至诚恺恻，慈悯为心。读书挽道，不得行其志，而客游燕市旅舍，凄其知遇莫逢，拊膺增叹。有同寓二人，怜其抑郁无聊，询其行止，知其异乡落魄，无以为资身计，乃曰：时际艰难，曷若以青囊之术问世乎？远公敬谢不敏，谓固所愿也，顾无名师指授，恐不能自信，何敢以人之性命相尝试。而人亦不我信也。二人曰：子苟有志，吾当不靳所蕴。于是相与共数晨夕者五浃旬，讲求讨论，尽传其秘。临当别去，始问其姓氏。一曰：吾黄帝师岐伯也。一曰：吾汉武时张仲景也。陈君惊愕下拜，殊悔询问之晚，而仙踪莫可挽矣。盖京师帝里，往往有仙真异人混迹市廛，其意原欲度人，而人无可度，人亦莫之识。陈君凤根深厚，道气渊源，故得与仙灵相遇，耳提面命，诚为千古奇缘。是上圣高真，欲托以援救世人之凶厄，故不惮混迹市廛，而现身说法者也。远翁前后著书，录二仙真口授之秘，已得八千余纸，业已付梓行都门矣。兹更悯外科之贻误于患者实非浅鲜，特著《洞天奥旨》一书，无非二仙秘密真传，迥异于时医之治法者。夫痈疽之患，虽在肤肉之间，然莫不由脏腑不和，受病于内，而形诸外者。余再四展读此书，或攻补兼施，或纯用补剂，置刀针而不用。譬之狂寇窃发，踞险负隅，皆由饥寒所迫，亦有善良被胁者，是犹痈疽之气血内虚所致也。必攻破其寨栅，夷捣其巢穴，既已歼厥渠魁，胁从即宜罔治。若必尽得其余孽，宁保无玉石俱焚之弊，寇虽荡平，而地方无醮类矣。是犹痈疽既溃，而犹欲攻其余毒，必至元气颓败，而身命与之俱殒者也。倘属阴症，皆由脏腑内匮，九死一生，急宜大补真元，庶可

2

逭救于垂危。譬之黄河天堑已漏，惟当填筑补塞，庶保无虞；妄施锹锸，则立见崩决矣。至滥用刀针，即如小寇初聚，上官苟能开诚布公而慰抚之，何难使其解散，地方仍归安堵。若轻动官兵，则必铤而走险，招集滋蔓，依附强寇，而成大敌，善良受蹂躏之害矣。是犹痈疽初发，本可内消，乃以刀针伤其筋络肌理，致好肉亦成溃腐。苟力不能以参、芪补救，久而不能收口，至于尪羸而成坏症者比比也。远公乃夙世药师，故得遇仙真指点而尽传其奥，诚救人之宝筏，万世之慈航也。余垂髫慕道，千里从师，身执洒扫之事，而空山习静，虔叩位扃，特以慈怖之望子心切，复涉世缘，不意滥叨仕籍，遂失故吾。然梦寐依依，犹不忘慕道求师之志，奈俗染深重，仙真莫遇，兹于陈君有不胜扼腕感慨而徒羡者也，因敬为之序。时康熙戊寅菊月谷旦。

赐进士出身文林郎广西道监察御史年
家眷弟陶式玉顿首拜撰

3

自　序

　　医不穷理，不可谈医；药不执方，不可用药，以医药之难精也。铎性喜刀圭，然而获效者半，每致慨于无师也。康熙丁卯秋，遇岐伯天师于燕市，谈医者五阅月，凡脏腑经络、阴阳色脉、气血顺逆、邪正虚实、寒热异同，罔不尽言无隐，且遍传方术，试之多奇验。铎信师之深，退而著述，若《素问》，若《灵枢》，若《六气新编》，若《辨证录》，俱已告竣，计八千编有奇，亦可谓书之富焉。癸亥冬，再游燕市，所遇者皆疮疡坏症，铎执方疗之，病家怀疑，弃而不用，反信任世医刀针割裂，变出非常，复以琐细轻剂救援，卒至死亡不悟。铎痛悯久之，因再著兹编，名曰《洞天奥旨》。谈医用药，无非本诸洞天之传也。又虑证多方略，附祖父家传，采古今验方列于后，无证不备，无方不神，总不忍使千百世人因疮疡而夭丧也。或曰：子著述甚富，《灵》《素》各书，穷理甚晰，今又传外科，毋乃太多难执乎？铎谢之曰：《灵》《素》之谈疮疡，仅论营气未调耳，未尝遍传方法也。且疮疡之论，非一二言可罄，其证实多，其变实异，而其祸实大。病已成而后药之，必非轻小剂可药也；乱已成而后治之，必非因循常法可治也。今世治疮疡者，不姑息养痈，必卤莽尝试，害相等也。而其咎皆本于不学。然而学亦非易。天下读外科者比比也，往往用之败绩，因传书术之未可师也。铎之书术传诸洞天之师，其理渊微，其方

1

秘奥，即间采家传、世传之方，百试百验，可信可师，传之千百世而无误者也。或又曰：古人治疮疡者，多用刀针成名，吾子医精穷理，药善执方，何独刀针略之？吾恐子有师而无师也。嗟呼！铎岂无师者哉。疮疡之尚刀针者，古人不得已而用之。盖疮疡宜急治而不可少缓，宜重治而不可过轻。治之早且重，则毒且尽散，毒散则肌肉顿生，何必又尚刀针乎？凡用刀针者，皆救败之法也，天师所最忌，故方中无传。铎诚恐未备，采前代名医用刀针之法入之，以佐诸方之不逮。然而割肉损皮，无神方以辅之，未有不颠覆者也。是刀针可以救败，而不可以成功，何若专用验方，转败尤速，而取胜更神，万无一失之为得乎？然则，铎之穷理执方，乃善于得师也，出成因弁之首。

山阴陈士铎字敬之号远公别号朱华子
题于燕市时康熙甲戌仲冬望后三日也

凡 例

一、铎遇天师岐伯，首讲《灵》《素》二书，俱载有痈疽之篇，论之甚详。铎悯近今人患疮疡者众，加意讯质，天师娓娓言之，铎记忆不敢忘，今汇成全书云。

二、天师传方甚富，试之罔不奇效，争夺不敢秘，尽传无隐，以广师仁。

三、先大父安期公，生平颇好方术，游蜀遇峨嵋山羽士，传有秘方，效验如响，亦登此编。

四、外科诸家，皆执方治病，经络未明，阴阳未识，往往贻误，变出非常。是编辨晰甚精，凡我同人，幸细览，用药庶不致再错也。

五、铎著《辨证奇闻》，曾将各疮痈施治成效，先论列问世，然略而不详，不若兹编之备也。

六、铎自遇圣师已历年所，所著医书约八千余纸，颇倦命笔。伏思圣师传我异术，秘而失宣，难逃罪谴，而救济心怀。故振兴惰气，再肆文澜，续成兹编云。

七、外科坊刻诸书，杂而不纯，铎采其论之至正、方之最验者，各附于天师传方之后，以备临症之采择也。

八、外科专尚刀针，用之当，则免养痈溃败之害。然天师惟主内消，不喜外刺，故编中方法，内消居多，实遵师训，非怯用利器也。

九、外科灸法，素称神奇，然自颈以上，万不可轻灸，灸之多致死亡。愿我同人，各宜遵守，勿谓艾炷细小，即可灸也。

十、疮疡成于火毒，自宜用攻泻之药，然而一味攻泻，则气血大伤，未溃者火毒难于消化，已溃者肌肉艰于敛收。必用补为主，而佐之攻泻之味，则转易奏功。故天师所传之方，补多于攻，即鄙人所采之方，亦攻轻于补云。

十一、外科疮疡，贵在急治。盖正气未伤，邪气易散，天师与诸真所传，皆急治良方也。万勿因循畏怯，反致败坏。

十二、疮疡外发，皆由脏腑内虚也。故各门经络，备载无遗，亦便人察外知内也。

十三、痈疽疔毒，非疥癣可比也。世人于初起之时，漫不经心，往往变出非常，甚可畏也。故无论小疮细疖，俱当慎重治之。

十四、阴痈、阴疽，多生于骄恣郁怒之人，或纵酒贪花之子，与频服热药燔灸之客。故治法必须大剂化毒，细小汤丸不中病情，医家、病家各宜知之。

十五、外科治病，贵识阴阳；阴阳既明，则变阴变阳之异，何难辨别？故篇中各论，辨阴阳颇精，勿诮其言之太激也。

十六、天师恶用刀针，然疮势大横，溃烂瘀肉，不急用刀针刺割，则恶毒冲溃，又反害肌肉，恐成败坏。铎采前贤善用刀针良法附诸篇后，佐天师之未逮也，非过衒奇。

大雅堂主人远公识

目 录

🪷 卷三

🪷 卷四

🪷 卷五

🪷 卷六

卷七

❀ 卷八

❀ 卷九

卷十

卷十一

✿ 卷十二

卷十四

卷十五

卷十六

卷　一

疮疡标本论

凡病皆有标本之异，而疮疡亦宜知之。苟不知标本，轻妄施药，不中病情，往往生变，是标本不可不辨也。二者之中，本重于标，知本而标无难治也。世人皆谓疮疡生于肌肤，何必问其脏腑。谁知外生疮疡，皆脏腑内毒蕴结于中，而发越于外也。苟不治内而惟事外攻，则内毒未散，外毒安能化乎？故必先看其生疮于何处，系何经部位。如生在头额，则是太阳之病，生在胁肋，则是厥阴之疾，所谓本也。次察其痛痒，痛则阳症，痒则阴疴，所谓标也。标本分明，自然用药无误。生在阳经而作痛，此纯病于阳也，内外俱用泻味，自易成功。倘生于阳而作痒，此阳虚而病阴也，补阴以化毒，而不可损阳以耗气也。生在阴经而作痒，此纯病于阴也，内外俱用补剂，无难奏效。倘生于阴而作痛，此阴虚而病阳也，补阳以化毒，而不可损阴以亏血也。盖耗阳之气，亏阴之血，俱能损伤营气。夫营气最忌损伤，疮疡之生，原因营气之逆也，营气之逆者，又因于胃气之逆也。人生以胃气为本，乌可使之逆利？胃气逆于前，而经络不通，脏腑壅塞，以致结成痈疽。倘再逆于后，又何以化毒哉？是胃气之断不可逆也。而胃气之所以逆者，何故乎？损之甚者逆之甚，伤之至者逆之至也。故治疮疡者，总以顾胃气为主。有胃气则本病阴而能生，无胃气则标病阳而亦死。治疮疡者，辨明标本而加意于胃气，何患术之不神哉。

薛新甫曰：若病急而元气实者，先治其标病；缓而元气虚者，先治其本；若病急而元气又虚者，必先治本而兼以治标。大约肿高焮痛，脓水稠黏，元气未损也，治之则易；漫肿微痛，脓水清稀者，元气虚弱也，治之则难；不肿不痛，或漫肿黯黑不溃者，元气虚甚，治之尤难者也。愚意薛氏所言元气者，即胃气也。

疮疡辨脉论

诊脉所以治内病也。若疮疡，则辨证而不必辨脉，以疮疡之病在外也。虽然有诸中必现于外，安在诊其里不可以知其表哉，况疮疡之毒，皆出诸脏腑乎。既是脏腑内病，乌可徒辨症而不辨脉乎？惟是疮疡之变症多端，而疮疡之变脉亦不一状，吾又何能尽示之乎？然不可尽示之中，而实有简要之法在。大约疮疡未溃之先，脉欲其有余；而疮疡已溃之后，脉欲其不足。有余者，火毒旺也；不足者，正气虚也。未溃而现有余之脉，乃宜盛而盛，顺之象也；已溃而现不足之脉，乃宜虚而虚，亦顺之象也。倘已溃而现有余，不宜盛而盛也；未溃而现不足，不宜衰而衰也。不宜盛而盛，乃火毒之大炽；不宜衰而衰，乃火毒之甚深。皆逆之象也。顺吉而逆凶，又何疑哉？而有余不足之脉，何分顺逆乎？夫浮也，芤也、滑也、实也、弦紧也、洪长也、大散数也，皆有余之脉；微也、沉也、缓也、涩迟也、伏软也、弱结细也，皆不足之脉也。有余之脉宜现于未溃之先，而不宜现于已溃之后；不足之脉宜现于已溃之后，而不宜现于未溃之先。治之法，未溃而现不足，须补阳以发其毒，而人参、黄芪不可缓用也；已溃而现有余，须补阴以化其毒，而熟地、当归所当亟投也。更有秘诀者，毋论有余不足，各脉倘无断续之形，皆可用大补之味，而佐之消毒之品，同群共用，亦能转危为安，反败为福，未可以脉之不顺，即弃之而不治也。

疮疡阴阳论

疮疡最要分别阴阳，阴阳不分，动手即错。或谓阴阳者，分于气血也。不知气血亦分阴阳之一端，而不可执之以概定阴阳也。盖疮疡有阴症，有阳症，有阴热阴寒，有阳热阳寒，有阴滞阳滞，有阴陷阳陷，有先阴变阳，有先阳变阴，各各不同也。病不同而何以辨之？阳症必热，阴症必寒；阳症之形必高突而肿起，阴症之形必低平而陷下；阳症之色必纯红，阴症之色必带黑；阳症之初起必疼，阴症之初起必痒；阳症之溃烂必多其脓，阴症之溃烂必多其血；阳症之收口身必轻爽，阴症之收口身必沉重。阴热者，夜重而日轻；阳热者，夜轻而昼重。阴寒者，饮温汤而作呕；阳寒者，饮冷水而欲吐。阴滞者，色紫黑而不变也；阳滞者，色微红而不化也。阴陷者，色黯黑而不起也；阳陷者，色红黄而不起也。先阳变阴者，始突而不平，初害痛而后害痒也；先阴后阳者，初平而溃，始患热而后恶寒也。阳中之阴者，似热而非热，虽肿实虚，若黑而非淡，欲痛而无脓，既浮而复消，外盛而内腐也；阴中之阳者，似冷而非冷，虽虚而实肿，虽淡而似赤，若燥而寒痛，既平而实突，外浅而内横也。阳变阴者，其人多肥；阴变阳者，其人多瘦。阳变阴者，服凉药之过也；阴变阳者，服热药之骤也。然阳变阴者多死，阴变阳者多生。以此消息之，万不失一。苟以气血分阴阳，或以痈为阳，疽为阴，未为通论。盖痈疽各有阴阳，必气血兼补而佐之消毒，始能奏功甚速。倘执阳病是气，而不敢用补气之药，毋论未溃之前，火毒不能遽散，即已溃之后，肌肉何能骤生，单一味补血，无济于事也。必补气以生血，则气血两旺，气得血而流通，亦血得气而充足，何惧火毒之不星散哉？倘执阴病是血，而不敢用补气之味，尤为不可。总之，气血不可失治，而疮疡必当兼用之也。惟是阴阳之症，不可不分。知是阳症，可少用金银花化毒之品，而轻佐之补血补气之味；知是阴症，可多用金银花化毒之品，而重佐之补气补血之味，自然阴变为阳而无陷滞之虞，阳不变阴而有生化之妙也。更有以阴阳分寒热者，杀人必多矣。夫病分寒热，是人素禀之偏，岂可以阳为热、阴为寒耶？故浮、洪、弦、数，本阳脉也，然阳乃气虚而非热。沉、细、弱、涩，本阴脉也，然阴乃血虚而非寒。辨其阴阳，而不可分为寒热，以疮疡之阴阳，无非正虚邪实，故气血可以共补也。

疮疡善恶论

疮疡不论大小，专论善恶。盖大者有生之机，小者有死之兆也。惟是大小易见，而善恶难知。不知善恶者，安知吉凶乎？故善恶必须辨也。大约善有五，恶有七。吾先言其善者：起居安适，无躁动之状，一善也；大小便如常，无诸痛苦，二善也；凡服药饵，随手奏效，肿易平复，无脓血之多，三善也；神清气爽,言语响亮,四善也;饮食健旺,易于消化,口不大渴,五善也。有此五善,虽疮疡形大,而病实轻吉之征也。吾再言其恶者:口大渴呼饮,烦躁不安,腹中时痛,口中时咳,大便作泻,小便成淋,此恶之一也;脓少血多,不肿而痛,皮肉腐坏,臭气难闻,疮口低陷,沿开广阔,此恶之二也;喘粗气短,不足以息,恍恍惚惚,如见鬼祟,此恶之三也;黑睛紧小,白睛青赤,长多斜视、上视,此恶之四也;手足无措,神气昏暗,面目炭色,此恶之五也;见食厌恶,服药呕吐,不能饮食,此恶之六也;声哑面肿,鼻黑唇青,此恶之七也。有此七恶,虽疮疡形小,而病实重凶之征也。凶者多死,吉者多生,虽然生死何常之有,往往吉变为凶,生变为死,大约皆酒色害之也。夫吉兆既可变为凶,岂凶征独不能变为吉?生兆既可变为死,岂死征独不可变为生?要在人善于悔悟,而调理又得其宜,亦可挽回于万一也。夫调理者,慎劳绝欲居其半,节食择药亦居其半也。倘病人心自悔悟,而药饵乱投,恐非转凶起死之法。大约疮疡恶症,脉无止歇而有胃气者,必可救援。故一现恶征,急用参、芪以救之,则胃气不亡,可变凶为吉,转死为生也。惟是恶征之现,皆胃气欲绝也,吾欲使绝者不绝,参、芪必宜多用,断不可畏首畏尾,而些少用之也。

疮疡经络论

五脏七腑各有经络,脏腑之气血不行,则脏腑之经络即闭塞不通,而外之皮肉即生疮疡矣。然经络隐皮肉之内,何从知之?然内有经络,外有部位,部位者,经络之外应也。如疮疡生于头顶,即属足太阳经之病,盖头顶乃膀胱之部位也。生于面,即属足阳明经之病，面乃胃之部位也。生于颈项，即属足厥阴经之病，盖颈项乃肝之部位也。生于肋，即属足少阳之病，盖肋乃胆之部位也。生于手足心，即属手少阴经之病，盖手足心乃心之部位也。生于背，为诸阳。生于腹，为诸阴。臂膊即手之三阴三阳经之所行，股胫即足之三阴三阳经所属。七窍者，五脏之窍也。生于目，乃肝经病也。生于耳，乃肾经病也。生于鼻，乃肺经病也。生于舌，乃心经病也。生于口，乃脾经病也。不可据之外部位，以知内之经络脏腑乎？虽疮疡因气血之凝滞而生，原无定位，然凝滞于何经，即生于何经之部位，安可不即治于是经乎？或曰：跌仆刀伤，虫兽爪损，亦能成疮，岂皆经络之凝滞耶？然既伤损于是经，别治他经，恐难奏效，何如专治是经之为亲切乎。独是经络有气血多少之异，气血多者，易于成功，气血少者，难于建绩，又当分别之也。若三焦、若心经、若肺经、若胆经、若肾经、若脾经，此六经，皆气多而血少，非补血，则未溃不能化，已溃不能消也。若包络、若小肠、若膀胱、若肝经，此四经，皆血多气少，非补气，则未溃不能散，已溃不能生也。若胃经，则气血俱多，初可用消，而终亦必佐之以补气血，则收功自速矣。部位既明，经络无错，自然用药得宜，无忧孟浪之误治也。

疮疡内外论

疮疡之生，《内经》虽言营卫之气血不行也，然而营卫之气血不行，实有其故。有外伤而气血不行者，有内伤而气血不行者，有不内不外之伤而气血因之不行者，亦不可不辨也。夫外伤者，伤于风、寒、暑、湿、燥、火之六气；内伤者，伤于喜、怒、忧、思、惊、恐、悲之七情也。一有所伤，则脏腑之气血不从，逆于肉理，变生痈肿矣。但天地之六气，无岁不有，人身之七情，何时不发，乃有病有不病者，何也？盖气血旺而外邪不能感，气血衰而内正不能拒，此所以六气之伤，伤于气血之亏，而七情之伤，亦伤于气血之乏也。然而，伤于外者轻，伤于内者重。轻者其势反重，重者其势反轻，疑似之间，最难辨识。吾何从而辨之乎？吾一辨之于脉，轻而反重者，阳症也，右手寸脉必浮大而洪数；重而反轻者，阴症也，左手寸脉必沉实而细数。吾再辨于形，轻而反重者，表症也，其疮口必焮突于外；重而反轻者，里症也，其疮口必平陷于内。似乎阳与表易治，而阴与里难治也。然而，疮疡总宜急散，散之急则阳、阴、表、里皆能速愈也。至于不内不外之伤，较六气之伤、七情之伤为少差等耳，宜乎不药有喜。然而世人之气血，未必皆有余者也，况加之损残其肌肤，戕贼其肢体，则已伤复伤矣。吾恐损者不易续，而缺者不易全矣。必须补其气血，使营卫之调和，滋其脏腑，俾经络之安逸，即有毒气，自然消化于乌有矣。

疮疡火毒论

疮疡之症，皆火毒症也。但火有阳火、阴火之不同，而毒有阴毒、阳毒之各异。夫既曰火，则火势燎原，救之乌可缓乎？惟是阳火骤而烈，阴火缓而酷。夫火虽有骤缓，而至于炎烧，其祸则一也，故救焚俱不可迟。一见人生疮疡，无论是阳是阴，当速为扑灭，则随手奏效。无奈世人视为平常，因循懈怠，以至轻变为重，阳变为阴，往往溃坏决裂而不可救疗。或曰阳火骤，似乎难遏，阴火缓，似乎易图，何其酷烈反胜于阳火乎？盖天下阳毒易防，而阴毒难防，疮疡火毒，又何独不然。且亦知疮疡之火毒为何毒乎？乃龙雷之火，郁则出于木中也。夫龙雷之火，藏于地中，天气郁勃，火不能藏，往往发越于外。然而，龙雷之火又藏于木中，非破木焚林，而火不得外泄，其所出之处，有焚烧屋庐者，有殛死人物者，苟撄其锋，多成灰炭，其毒为何如乎？人之生疮疡者，虽因气血之不和，而不和者，乃气血之郁也。五脏六腑之气血，皆能成郁而生疮疡，其实无不因肝肾二经之郁以成之也。肝肾二经属阴，皆有龙雷之火，火郁之极，必变蕴而为毒，火为阴火，则毒亦阴毒也。阴毒不发则已，发则冲击祸害，有不可胜言者，此毒之所以酷烈也。夫阳毒尚有养痈之患，而阴毒尤禁养痈者，以其溃坏决裂，有百倍于阳毒也。可见阴阳疮疡，俱宜急早治之。但治法不同，又不可不分而治之也。大约治阳毒之疮疡，宜散重而补轻；治阴毒之疮疡，宜散轻而补重。总之，阴阳火毒，非补则火不肯灭，而毒不易消也。但分轻重以用药。而不可单用散剂以治疮疡。苟不辨别其阳火阴火与阴毒阴毒，而止用攻坚表邪之味，吾恐火未必退而气先失，毒未必化而血先涸矣，安得不夭人性命哉。

疮疡肿溃虚实论

夫疮疡宜分虚实，未可漫然用药也。虽治疮疡之法俱宜用补，然不知虚实，孟浪治之，亦难速效。故必审其虚实之重轻，以酌量其补泻之多少，始为上工也。惟虚实何以辨之乎？亦于初肿已溃时辨之也。初肿之时，肿而高突，焮赤作痛，是阳邪毒盛，病在表实也。如肿而坚硬深痛，亦阳邪毒盛，病在里实也。表实可散，里实可攻，攻散之中，略兼用补，则在表者不至入里，而在里者必易发表矣。倘肿不甚高突，虽焮赤作痛而少衰，此阳邪毒衰，病在表虚也。如肿虽坚硬，痛不甚深，此阳邪毒衰，病在里虚也。表虚不可纯散，里虚不可纯攻，攻散之中，重于用补，则表虚者力能托外，里虚者力能出内矣。若已溃之后，犹然肿硬焮痛，发热烦躁，大便秘结，疮口坚实，此阳毒未化，乃邪实也，尚宜补而兼散。倘脓大出而反痛，疮口久而不敛，发热口干，脓水清稀，肿下软漫，此阳毒已尽，乃正虚也，切戒散而必补。以上治法，犹论阳症之疮疡也。若阴症之疮疡，毋论未溃之前与已溃之后，皆宜用补。岂特必宜用补，尤宜大补为急，而不可用些小之补药也。盖阴症疮疡，其毒最深，其火最烈，非用大补之剂，则火不肯遽灭，而毒不易骤消也。或曰：毒深火烈，反用大补，不助热以增横乎？不知疮疡之火毒，因虚而成者也，不比他症之火毒，得补而添其炎。惟疮疡阴火，愈补而愈衰，疮疡阴毒，愈补而愈化也。或曰：然则竟不消其火毒乎？曰是又不然。药品之中，有补味而兼攻者，吾采而用之，名为补，而仍是攻散之也，又何惧哉？

疮疡顺逆论

疮疡最宜知者，阴阳也，其次宜知顺逆。大约阳症多顺，阴症多逆。顺者生，逆者亡。故知顺逆，即知阴阳，知阴阳，即知生死矣。然而顺逆不易知也。其顺逆之中，有顺而实逆，有逆而反顺，此即阳症似阴，阴症似阳之说也。苟不知顺逆之真，何知顺逆之假乎？余有辨顺逆之真法：如疮疡之初起，顶高根活，色赤发热，焮肿疼痛，日渐突起，肿不开散者，顺也；若顶平根散，色暗微肿，不热不疼，身体倦怠者，非逆而何？

如疮疡之已成，疮形献起焮痛，皮薄光亮，易脓易腐，饮食知味，二便调和，身温者，顺也；若肿坚色紫，不作脓，不腐溃，疮顶软陷，口干作渴，心多烦躁者，非逆而何？如疮疡之已溃，脓稠色鲜，不臭，腐肉自脱，焮肿易消，身轻痛减者，顺也；若皮烂，肉坚不腐，肿仍不消，痛仍不减，心烦卧不宁者，非逆而何？如疮疡之溃后，脓厚稠黄，新肉易生，疮口易敛，饮食渐进，无有痛楚作痒者，顺也；若脓水清稀，腐肉虽脱，新肉不生，色败臭秽，饮食不进者，非逆而何？倘逆而变顺，生之机也，逆而不顺，死之兆也。

卷 二

疮疡死生论

出生入死，半是疮疡，生死不知，终难治疗。知其死而早为谢绝，固失好生之心，不知生而浪为医治，亦非起死之法。所贵生死撺然于胸中，而后因症用药，即或功不能成，命不可夺，亦可告无罪于病人，求免祸于上帝也。然而疮疡生死，最难分晓，我举其大概言之：阴病见阳色，腮颧红献者，死兆也；阳病见阴色，指甲呈青者，死兆也；身热脉细，唇吻反青，目珠直视者，死兆也；面如涂脂，色若黄土，油腻黑气涂抹者，死兆也；唇舌焦干，鼻生烟煤，眼神透露者，死兆也；形容憔悴，精神昏短，身形缩小者，死兆也；喘粗气短，鼻掀睛露，语言谵妄者，死兆也；循衣摸床，遗尿失禁，撮空者，死兆也；头低项软，眼视无神，吸吸短气者，死兆也；皮破无血，肉绽斓斑，麻木不知痛痒者，死兆也；齿黄色如煮豆，唇白反理无纹，耳黑焦枯不听，人中缩而坦平，口张气出无回闭，鼻煽相随呼吸行，汗出如珠不散，痰若胶而坚凝，白血红如肺色，指甲弯而带青，神昏、神浮、神乱、神离，缁衣生满面，黑气惨天庭，以上皆死兆也。死症外见，断无生理。于必死之中，而求其再生之法，舍人参、芪、术、当、熟、金银花、附子，别无仙丹也。至于可生之症若何？肿高势大而易烂易腐，此生之机也；奇疼奇痛而有神气，此生之机也；脓臭而能进食，败中而有红肉，此生之机也。有生机者，用补药而渐能奏功；无生机者，用补药而终难建绩。然亦有大用补气补血之药，而益之化毒之品，亦能夺命于须臾，又不可委而弃之，使疮鬼泣于夜台，怨医生之失救也。

又曰：痈疽别死有数症，其一在伏兔；其二在腓腨，即足肚也；其三在五脏之俞穴；其四在顶；其五在脑；其六在阴；其七在耳之虚处；其八在玉枕；其九在舌本；其十在垂膺，即喉管也。此十处最忌，其余或生或死，未可必也。

疮疡呕吐论

凡治疮疡，皆宜顾其胃气。盖有胃气则死症能生，无胃气则轻症变重，重则与死为近矣，可不急顾其胃气乎？惟是疮疡之生，多伤胃气，其故何也？盖火毒侵犯之也。夫火毒犯胃，何以胃气即伤？以胃乃心与包络之子也。火毒外不得遽发，往往内攻于心，而包络为心之相臣，护卫甚力，不许火毒之内侵，未免号召五脏六腑同来救应。胃乃心与包络之子，见君父有难，奋不顾身，首先勤王。火毒甚炽，其锋难犯，自然受创而败，而火毒乃舍包络，而直入于胃矣。胃入火毒，胃不自安，乃上越而作呕，甚即大吐，皆火毒祛之也。夫同是火毒之相祛，何以有呕吐之别？盖呕者有声无物，乃火毒之伤胃气也；吐者有物有声，乃火毒之伤胃血也。虽呕吐分气血，总之皆伤胃气耳。胃气既伤，自宜补胃矣。然又不可纯补胃也，当观其喜恶何如，而佐之解毒之味，则万不失一也。如呕吐而大便闭结，喜冷饮者，宜降火清中。喜热饮而恶寒，便利如常者，宜养其胃。如呕而肠鸣，腹痛作泄者，宜托里温中。如呕吐后饮食顿进者，宜大补气血。如疮疡未溃作呕及恶心者，乃毒气内攻，而胃气素虚，竟补胃而不必散邪。如疮疡已溃而作呕及恶心者，或不食痞满，肠鸣腹痛，大便利而作呕，及哕声不绝，不得安然，宜托里温中。是皆治呕吐之枢机，治疮疡者，不可不细心而审问之也。以上分别治法，无非顾其胃气也。胃气安宁，服药自然奏效，何患变症之生哉？彼阳变阴，生变死者，多是损伤胃气耳。夫火毒原能伤胃，况加败毒之药，一味呆攻，禁已虚而重虚乎。毋怪败坏决裂，竟至于不可救已也，谓非医杀之乎？是可深痛也。

疮疡口渴论

夫口渴之症，未有不是火之作祟也。而疮疡口渴，尤是火毒无疑。但火有阳火、阴火，阳火可以外水止之，而阴火不可用外水也。盖愈饮外水，其渴愈甚。然而疮疡之症，口渴甚多，大约阳火居其七，阴火居其三。阳火之口渴必不甚，以阳火之症，内有阴水以济之也。若阴火口渴，既无内水之滋，惟有内火之烁，故其渴更甚于阳火。夫火非水不制，何以饮外水而渴甚？岂水不可以制火乎？不知真水可以制邪火，外水非真水也，安得不加横乎。所以阳火宜用寒凉以少止其口渴，阴火宜用温补以止其口渴也。而阴症、阳症，何以辨之？大约阳症口渴者，其脉必洪大而数实；阴症口渴者，其脉必细数，即或洪大，按之必无力。然而不可拘也，吾又辨其舌之燥滑也，阳症舌必燥，阴症舌必滑也。燥用寒凉以泻火，滑用温补以解毒，又何疑乎？然更须分已溃未溃而治之。未溃而作渴者，多是火毒之盛；已溃而作渴者，尽是气血之虚。故未溃之前，可用泻于补之中，而已溃之后，但可补而不可泻也。虽古人治法止论已溃未溃，皆用加减八味丸之大效，然此乃治阴痈之法也。倘是阳症，其中有肉桂在内，吾恐反济其火矣。虽六味丸多是补水之味，水足自能制火，然而星星之火，能烧万顷之山。万一火盛，水不足以济之，未必不转助其焰，而动其祸也。是加减八味丸以治痈疽之初发，尚非法之善也。盖阴症可用热剂，而阳症断不宜遽用热剂，又在人临症以变通之耳。

疮疡秘结论

疮疡之发，发于火也。火发必犯于心，火即移其热于大肠，而闭结之病生矣。夫心与小肠为表里，宜移其热于小肠，何故移热于大肠乎？不知大肠虽不与心为表里，而实与肺为表里也。心得火毒，未有不转移于肺者也，刑肺即刑大肠矣。况火毒最烈，肺自难受，自分其焰于大肠，而大肠属金，最畏者火也，且火又甚酷，其烁金也必甚，则干燥可立而待矣。或曰：疮疡之火既分阴阳，阳火宜刑大肠矣，若阴火之疮疡，宜无犯于大肠，而何以偏多闭结耶？夫阴火者，虚火也。虚火者，半出肾肝。肝肾之火，乃雷火也，雷火最能烁水。试看浓阴大雨之时，一闻雷震，而云收雨止，正烁水之明验。故雷火不动即已，动则引心包之火而沸腾，引阳明之火而震荡，火多则水涸，水涸而大肠何能润泽乎？惟是疮疡之阴火，乃邪火也，何肾肝之雷火助之乎？不知邪火出于肝肾，则雷火与邪火相合，竟不能分孰为邪火，孰为雷火矣，但火有阴阳之分，而成闭结则一，治法亦可相同乎？而不可同也。大约阳火闭结，可用攻以通之；阴火闭结，可用补以润之也。阳火未溃之前，于攻之中而顾其脱；阳火已溃之后，于补之内即防其通。阴火未溃之前，不防化毒以润汤；阴火已溃之后，切戒攻毒以伤胃。盖老幼之虚实不等，少不谨慎，便至死亡，乌可妄用驱逐峻利之药哉！

疮疡痛痒麻木论

经云：诸痛为实，诸痒为虚，实者，邪实也。虚者，正虚也。邪实多是阳症，正虚多是阴疴。凡疮疡之生，肿而大痛者，阳邪之大实也；肿而微痛者，阳邪之差实也。小痛而大痒者，阳中之阴大虚也；大痛而微痒者，阳中之阴少虚也。大痒而不痛者，阴大虚而无阳也；微痒而不痛者，阴微虚而无阳也。更有麻木而不知痛痒，为阴虚而不能通于阳，阳虚而不能运于阴也。论其轻重，似乎痛重于痒与麻木也，而孰知①不然。盖疮疡最重者，莫过于痒，其次则在麻木。凡阴疴初发，多起于痒。人见皮肤之痒，手爬搔之为快，往往痒变为痛，遂至败坏决裂而不可治。盖痛乃阳毒，而痒乃阴毒也。夫同是火毒，胡为阴毒烈于阳毒？大约阴疴之生，半成于鬼祟之缠人，祟凭人身，未敢骤侵，先以痒试之，故初发之时，每每作痒，及至人自爬搔，鬼无所畏，乃大肆其侵凌，故大痒而转变为痛矣。治之法，宜于大痒之时，即用大补之药，而佐之化毒之品。重剂以治之，则火毒随手而散，万不可待其大痛而后治之也。以阴

---

① 知：原无，据聚贤堂本、纬文堂本、江东书局本补。

痈之生，虽成于鬼祟之缠身，然必正气大虚，邪始得而入之也。设正气不虚，邪将安入？故救大痒之阴痈，必须大补气血为主。盖阳毒可用攻毒之剂，而阴毒必须用补正之药也。或曰：疮疡初起，虽发大痒，而所痒之部位不大，未必皆鬼祟之缠身，何必以补气补血之大剂治之？然古人云：外大如豆，内大如拳；外大如拳，内大如盘，未必单言背痈也。吾以为凡生疮疡而大痒者，皆当作是想，岂可以所痒之部位甚小而轻视之乎？至于麻木，则非大痒可比，不妨缓缓治之，然亦宜分已未溃也，未溃之先而麻木者，邪毒壅于经络；已溃之后而麻木者，正气耗于肌肤，无难审量而用药也。

疮疡寒热论

疮疡初起，轻者不发寒热，重则未有不发寒热者也。但发热于未溃之前者轻，发热于已溃之后者重，恶寒于未溃之前者重，恶寒于已溃之后者轻。盖火毒发越，邪正交战，阴弱则生热，阳微则恶寒。似乎未溃发热，乃阴血之衰，其阳气正旺也，阳旺则火毒必炽，而吾以为轻者，以阳旺不至于变阴耳。未溃恶寒，乃阳气之虚，其阴血正胜也，阴胜则疮肉易生，而吾以为重者，以阴胜必至于耗阳耳。已溃发热，或疑阴变阳也，谁知乃阴虚而不能济阳乎，故病重。已溃恶寒，或疑阳变阴也，谁知是阳虚而不能济阴乎，故病轻也。既知寒热之重轻，见其寒而补其阳，见其热而补其阴，何疮疡之难治乎？然而寒热无常，有昼寒而夜热，有昼热而夜寒，有日夜恶寒而不发热，有日夜发热而不恶寒。又将何法以治之哉？嗟乎！恶寒者，非寒也；恶热者，非热也。见其寒，峻补其阳气，而不必泄其阴；

见其热，峻补其阴血，而不必泄其阳，自然热者不热，而寒者不寒也。或曰：疮疡之生，皆火毒也，不消火毒，而但补其阴阳，毋乃不可乎？讵识正旺而邪自退也。况补阳之味，未尝无消毒之味也，补阴之品，未尝无散火之品也。否则，于补气补血之中，而寓之消毒散火之剂，又未为不可耳。惟是常症易治，变症难治。倘发热而痛，恶寒而躁，又不可拘热用补阴、寒用补阳之法，恐有寒盛格阳、热盛拒阴之症，别当用从治之药，寒因热用，热因寒用之为得也。

疮疡辨脓血论

疮疡治法，断不可因循失治，致养成脓，往往火毒势大，烂成如盆之大，而不可救疗。所贵于未成脓之先，而急内消之也。然既已成脓，乌可无辨之法乎？辨法奈何？疮有生熟，脓有深浅多少，按其疮头之痛与不痛、软与不软而知之也。微按之而辄痛者，脓浅也；大按之而痛者，脓深也；按之坚厚不甚热痛者，未成脓也；按之软薄而即起者，有脓也；不复起者，无脓也。有脓可针，无脓不可针也。脓深者，可深刺，脓浅者，宜浅刺，岂可一概刺乎？近世外科医工，动谓火毒在内，若不开刀，侵溃好肉。如肘膝枢纽关切之所，筋骨败坏，必成废人，断须外泄，毋论可刺不可刺，轻用刀针。每有无脓之痈，一开疮口，鲜血逆流，立时厥去，皆不审其脓之有无耳。夫疮痈有阴阳之异，阳症可以刀刺，阴症切戒轻易动刀。盖阳症之毒浅，阴症之毒深。毒浅，一举刀而毒易泄，必走于外；毒深，一举刀而毒难出，反攻于内矣。及至攻于内而烂筋坏肉，则内外两败，艰于收拾，卒至死亡。医者病家皆叹疡痈之横也，讵知祸成于轻易之动针乎。吾非禁人之用刺法也，刺之当则死症可以变生，刺之不当则轻病必至变重。余亲见数人，皆因刺而危，几至不救，后用参、芪、金银花之类，大剂煎饮，始得收功，故引此为戒也。

铎又曰：辨脓之法，既已尽知，而辨血之法，又不可不知也。无脓而流血者，皆五脏之气不充也，五脏之气不充，则阴虚而火动矣，安得无血乎。虚火动者，疮必流血，当审其经以救之。故肝虚而火动者，血必妄行也。心虚而火动者，血必无主也。脾虚而火动者，血必难统也。肺虚而火动者，血必上行也。肾虚而火动者，血必浮游也。此脏气之虚火如此，若六腑虚火之动，何独不然？然治其脏而腑亦安，补其脏而腑亦戢。然安腑不能安脏，补脏必能补腑，故补气即是补血，补血难以补气。盖气补即是血补，气安即是血安也。

疮疡险地论

经言：五脏不调致生疽，六腑不和致生痈。有二三日即杀人者，有十余日杀人者，有一月杀人者，有数月杀人者。盖火毒轻则杀人缓，火毒重则杀人急也。大约杀人之疮疡，皆生于险地。夫痈疽之生，原无定位，生于平地，虽大而无危，生于险地，虽小而必死。险地者，一在脑户，一在舌本，一在悬雍，一在喉节，一在胡脉，一在五脏俞穴，一在五脏系脉，一在两乳，一在心鸠尾，一在两手鱼，一在肠屈之间，一在小道之后，一在九孔，一在两唧肠，一在神主之舍，一在[①]伏兔，一在两

---

① 在：原无，据纬文堂本、江东书局本补。

鬓，一在两颐，一在股朕，一在两胁，一在于尻，一在两腋，
此皆至险之处也。生此部位，十人九死。然初发之时，急用补
气补血之味，而佐之散火消毒之品，亦可立时而愈，转祸为祥。
无如世人初发之时，皆不以为急，往往养成大患，卒至于不可
救也。夫天下何人不以性命为重，安于因循而失治者，亦有其
故。盖痈疽发于险地者，每小痛而不甚大痛，每大痒而不甚小
痒，或发如米粒之泡，或起如疥疮之头，其状似微小而不足介
意，讵知乃至凶至恶之兆乎！古人云：见有小异，即须大惊。
正言险地之疮疡也。吾愿世人，险地初生凶恶之兆，忙急早治，
即服补气补血、泻火败毒之剂，未必不救。然亦须忏悔绝欲，
始能祟去身安，否则正未可知也。

疮疡死肉论

夫疮疡治法，无非护其生肉，不至于同死也。然未死之
肉，可以护之不死，未闻已死之肉，可以养之重生。岂特不可
重生，且当使之速去？盖死肉不存，而后生肉可长也。如痈疽
各疡，如杨梅结毒、臁疮便毒、疔肿溃烂等疮，其中多有死肉，
存蚀好肉，苦痛难禁，以致新肉不长。徒用生肌之药，彼此两
停，不胜臭腐之侵，愈加败烂。毋论断者不可复续，譬毒如狼
虎蛇蝎，岂可共处一室，自然畏避之而不敢祛，况敢和合而复
聚乎？无怪其久而不生肉也。必须用刀针割去死肉后，以生肌
之散敷之，内助之以补气补血之药，不必又用败毒散火之汤，
自然死肉去而新肉易生，外毒亡而内易补。世人不知，惟以敷
贴膏药为神奇，全不晓存留败腐为凶恶，为可叹息也。更有疮
疡溃后，不加谨慎，动生气恼，虽死肉已无，而忽长胬肉，亦

宜用刀割去，不可谓是新肉而戒用刀针也。盖胬肉胀满，磊高形突，其状难观，倘生于面目手足之间，亦甚丑态，故必须去之也。或疑恼怒不戒，何便至胀生胬肉？盖怒气伤肝，肝伤必至克脾，脾主肌肉，脾伤则疮口肉胀。倘畏用刀针，疮口平复，必有高突之象，或用乌梅烧灰，少加轻粉，一上即平，且无痕迹，又治法之巧者也。

卷　三

疮疡生于富贵论

疮疡之生，无分富贵贫贱。然而贫贱之人，往往易治，富贵之家，每每难治，其故何也？盖富贵之家，所食者燔熬烹炙之物也，居处安逸，姬妾众多，未免逸则思乐，乐则思淫，淫则泄精必甚，则肾水亏涸，水去而火必动，火动而水更衰，必至阴阳两亏，临炉不振。于是服热药以助之，又嫌药力之微也，复修合金石等药，以搏其久战之欢。然而，金石之药，止可助火而不能助气。夫助气之药，舍人参无他味也。惟是富贵之人，贪欢者多，而吝惜者正复不少。用热药以助火，非多加人参，不足以驾驭其猛烈之威。无奈人参价高，方士劝多用人参，富贵人必有难色，乃迁就而改用他味，不免力薄势衰，火旺无制，而肾火沸腾矣。火胜则外势坚举而不肯倒，自必多入房以快欲，愈战愈酣，火益炽而水益干，水干则难以伏火，而热乃化毒，结于肠胃矣。久之水涸火炎，阳易举而亦易泄，心甚贪欢，或有忍精强战之时，火毒乃变为脓血，每于不可思虑之处，而生痈生疽也。故贫贱之人所生者，半是阳毒，而富贵之人所生者，尽是阴疮，以其结毒在于阴处，故所发亦在阴之部位。阳毒易消，阴毒难化，又何疑乎？虽然阴阳之毒总贵早治，治若早，皆可速愈。但阳易清补以消毒，阴宜温补以化毒也。

疔疮形症论

疔疮之症，其形多端，近人有分三十四种者，亦象形而名之也。其实，分五色以配五脏，庶足以包之，不必多立名色也。如疔生于心经，其色赤，其形生于心脏之俞、募、经、井之端，或手之小指，身热心烦，睡卧不安，口干燥，其痛应心，小便短赤，面红紫，舌上有裂纹，或有珠子。如疔生于肝经，其色青，其形生于肝脏之部位，或在胁肋，或在足之大趾之端，其症寒热，头项痛，眼中发火光，口苦胁痛，小便难而清。如疔生于脾经，其色黄，其形多生脾脏之部位，其症不食，多呕吐。如疔生于肺经，其色白，其形多生肺脏之部位经络，或生于手之大指，其症发热咳嗽。如疔生于肾经，其色黑，其形多生于肾脏经络部位，足之小趾、涌泉等穴，其症寒热，面色㿠。此五脏之疔也。凡见色黑者，即治其肾。凡见色白者，即治其肺。凡见色黄者，即治其脾。凡见色青者，则治其肝。凡见色红者，即治其心。而佐之解毒托里之药，何疔之不尽愈乎？况因其形色，而察其经络，尤百不失一也。此古人所以止言五疔，而不多其名目者，诚得其要也。然吾更有兼治之法。一见诸般疔毒，除头项之上，开手即用艾火灸之，痛者灸至不痛，不痛者灸至痛而止，随用金银花三两、紫花地丁一两、白矾三钱、生甘草三钱、当归一两，水煎服之，则各疔无不尽愈。倘人畏灸，即单以此方煎服二剂，亦无不尽愈者也。虽不缓急之分，生死之异，皆不必问，惟色欲则断断宜忌，犯之不可救疗，非吾方之不神也。

痈疽疔疖，但有阴阳、内外、虚实之分，无大小之别。《外科精要》之书，乃谓二寸至五寸为痈，五分至一寸为疽者谬，以小者为疔，尤谬之谬也。灸法，上头项禁灸，余疗无不可灸也。但服前方，实救死之法，人宜知之。

疮疡阴阳真假论

经曰：诸疡痛痒，皆属心火。似乎疮疡痛疽，无非阳火也。谁知阳能变阴，阴难济阳，无有一定之规乎。夫阳火之旺，乃阴水之亏也，本是阳症，亦宜补阴以济之。况原是阴症，反用消耗之药，必至损阳而更涸其阴，安得不变生偏胜之祸哉？如疮毒初起，筋挛骨痛，此寒气之肿，八风之变也，非阴症似阳乎。不用温散，而妄用寒凉，或食生冷之物，使疮毒内陷，遂至阴极似火，甚而烦闷之症生。苟不用温暖之药，则阴不能退，而阳不能回也。如疮毒初起，色紫皮赤，肿突作痛，恶寒喜暖，非阳症似阴乎。不用寒散，而妄用辛热，或食燔炙之味，使疮毒外腐，遂至阳极似水，甚而昏聩之祸作。苟不用冷泻之药，则阳不能制，而阴不能生也。然而阳似阴者易疗，阴似阳者难医。世有疮疡大烂，洞见脏腑，或见筋骨，疮口黑陷，身不能卧，口不能食，人认为阳症之败坏也，讵知是阴虚而不能变阳乎。夫溃烂而至于脏腑、筋骨之皆见，此从前不用补剂，使毒过于沿烧，将好皮肉尽化为瘀腐耳。口不思食，本不可救，然用参、芪、归、熟，佐之化毒之品，亦往往有得生者。倘日以解毒为事，绝不去补气血之阴，则阴不能变阳，又安能死变为生哉。更世有疮疡将愈而不收口，百药敷之，绝无一验，人以

洞天奥旨 卷三

23

为余毒之未净也，讵知是阴虚而不能济阳乎。夫独阴不生，而孤阳亦不长也。疮疡致脓血已净，则阴必大虚，止补其阳，则阳旺阴虚，阳虽有济阴之心，而阴实无济阳之力，所以，愈补阳而阴愈虚，阴愈虚而疮口愈难合也。倘错疑毒之未净，用败毒之剂，则已虚益虚，不特损阴，而兼损阳矣。助阳尚难补阴，况攻毒又安能济阳哉。此皆不识阴阳之真假，毋怪施治之误也。大约未溃之前，多有阴症似阳之病。若已溃之后，虽阳症亦作阴症治之。故俱宜用补而不可用散，此实不传之秘诀也。

妊娠疮疡论

孕妇亦往往有生疮疡者，不可与无孕妇人一概轻治之也。盖妇人怀孕，宜护其胎，一有损伤，其胎立堕，轻则杀子，重则并其母而亦亡矣，可不慎哉！或曰：孕妇既生疮毒，岂可以不治之？不知妇女既已怀孕，其气血半已荫胎，若再用败毒之药重伤气血，安得不堕胎乎？虽有故无损，略消化其毒，亦正无害，然亦宜于补气补血之中，而少佐之以泻火败毒之味，则在腹之胎无损，而在肤之疮亦易散也。至于已产之后，毋论泻火败毒，万不可施，即少少内托，亦宜禁绝。盖产后亡血过多，血室空虚，止存游气，一用消耗之药，辄有头晕眼花之症，况禁消耗之乎。如夺命、返魂诸丹，其名则美，其实则恶，恐有砒、硼、硝、黄、巴、麝等味在内，其性暴悍，安禁其攻击乎？每每有下喉而辄亡者。治之法，惟大补其气血，而不必兼治疮疡。盖产妇生疮，尽是阴疡，而非阳疡也。阴疡在常人，尚纯用补剂，产妇阴虚，更无疑也，不补其阴，又将何补哉？惟是产妇阴寒，补阴恐不能济阳也，必须补阳以生阴，而补阳之中，更宜用温暖之味，使荣卫通行，气血流转，则毒气不必攻而自散矣。否则，恐致虚损成瘵，甚或疮口不敛，卒至败坏而不可救也。

疮疡肥瘦人不同论

古人云：肥人多湿，瘦人多火。湿多则痰盛而气虚，火多则液干而血少。倘生痈疽疮毒，亦可同治之乎？论理气虚者补气以消火毒，血虚者补血以消火毒，似乎深得病机也。然而，气非血以相养，则气虚不能遽旺也；血非气以相生，则血虚不能骤盛也。盖肥瘦之人，分火多湿多则可。分气虚血少则不可。夫气虚之人，岂即血之旺乎？血少之人，岂即气之盛乎？愚意气血必须兼补，当略分轻重。如肥人而生疮疡也，补阳气之虚，消痰化毒，而不可耗其血。如瘦人而生疮疡也，补阴血之亏，消火败毒，而不可散其气。如是则血足以助气，气旺而火毒易发，自发于表而不至遁入于里，有阳或变阴之祸。气足以生血，血旺而火毒易消，既消于里而不至留滞于表，有阴难济阳之忧。倘肥人但攻其毒，补阳而不补阴；瘦人但攻火毒，补阴而不补阳，皆非治法之善也。必气虚者，重补其气而轻补其血；血虚者，重补其血而轻补其气，则阴阳两平，而肥人瘦人之疮疡，无难速效也。

疮疡随症用药论

疮疡之症，有阴有阳。大约痛者为阳，痒者为阴也。未溃之前多是阳症，间有阴症，未有不先痒者。阳症初起，其痛异①常，其形高突，当用内疏之药，使阳火之毒外散，而不遁入于里也。阳症已成，其皮必红，其头必软，当用内托之药，使阳火之毒内溃，而尽出于表也。阳症已溃，其肉必腐，其脓必多，当用大补之药，使毒散而不留，火泄而不陷，长肉生肌，而和活其表里也。若阴症则不然，阴症初起便虚，即当用大补之药，不比阳症因脓溃而始虚也。故内疏亦必大补以疏之，内托亦必大补以托之，不必待其脓血已溃而后补之也。然而，阳症之变甚多，而阴症尤甚，既有变症，岂可无变法以治之乎？夫变症蜂起，每在已溃之后，而不在初起之时。如溃后头疼，托里方中不妨加川芎、蔓荆子；溃后惊悸，必宜加人参、茯神、朱砂；寒热往来，加柴胡、地骨皮；口渴不止，加花粉、玄参；大便秘结，加大黄、麻仁；小便不通，加茯苓、琥珀、木通、车前；心虚烦闷，加天冬、远志；四肢厥冷，加附子、干姜；或呕或吐，加生姜、半夏；脓多者，加川芎、当归；血多者，倍人参、芪、术；口不收者，加白敛、白及；皮肉陷者，加肉桂、芪、附；风痒痛者，加防风、天麻；肌肉死者，加独活、官桂；疼痛极者，加没药、乳香。此皆治阳症之变法也。若阴疡变症，惟有大用人参、芪、术，多加金银花、肉桂、附子之类，庶可定变于非常，万不可执阳症治法，以治阴变之疡也。

疮疡开住论

疮疡阳症，其成脓之后，必决窦而出，或刀开其头，脓血

---

① 异：原作"万"，形近而误。今据纬文堂本、江东书局本改。

进流，皆火一泄而即住，必不走开沿烂无底止也，有一等疮，不大突，焮肿痛疼，或重或轻。轻者麻木而不知，倘生于背上，如山之重；重者宛如刀割刺戳，五七日后，或一头从上开发，或两头开发，或左右上下开发，侵展不住。虽《内经》谓不善调养，乃七情之扰，房劳之变，秽气所撞，恶气所袭也。然而所言亦言其阳症，而非兼指阴症也。大约天发不住，阴症居多，非大补气血之剂以托于内，非至妙收敛之药以敷于外，则内必冲突，而外多腐烂也。肌肉腐烂，则气血倍伤，将来收口，自然艰难。而目前脓血，何以止遏，势必溃坏而不可救矣。故疮口不开，则毒必留中，恐有奔心入脏之惧。然疮口大开，则毒又沿外，恐有烂肤坏肉之虞。夫奔心入脏与烂肤坏肉相较，似乎少间，谁知烂肤坏肉一发而不住者，皆毒气奔心之变也。所以用大补以卫其脏腑，兼用收敛以护其肌肤，盖两相顾而两相治也。或曰：专补其内，则气血流动，何畏腐坏乎？不知火毒正炽，其冲决之势甚横而且烈，所到之处，生肉即变为瘀肉矣。肉既变瘀，安能不开发而外出乎？故必须内补而外敷，则生肉有保守之资，可恃无恐，而火毒内难存留，自然尽发于外，并作一窍而出，断不至再为开发也。

疮疡火灸论

近人治疮疡，动尚艾灸，谁知疮疡亦有宜灸、不宜灸为之分乎。大约阳疮之痈疽不宜灸，而阴症之痈疽必宜灸也。盖阳症之痈疽发于外也，若用灸法，则毒入于内而不出，反多变症之生。阴症之痈疽陷于内也，若不用灸法，则毒难发外而居中，自多丧亡之祸。而灸法若何？先用白纸一张，口含水戟湿，铺于疮面之上，看其何处先白，即疮痈之总口也。以墨笔点定其穴，用大蒜切片，如一分之厚，贴于穴上，隔蒜灸之。世有用附子片者，有用生姜片者，皆可用，总不若蒜片之更胜。初灸即痛，必灸至不痛始止。初灸不痛，必灸至痛始止。自一瘆至数十瘆，或至数百瘆，不可半途即撤也。若初灸麻痒者，亦必灸至痛而止。盖毒随火化，自然内之火毒，随外之艾火而宣散也，实至奇至神之法，不可视为寻常而轻忽之。然而，阴症之痈疽亦有不可灸者，又宜知之。阴症痈疽在颈以下者，无不可灸，而生在颈以上者，即是阴症，断断忌灸。盖颈之上，头面也，六阳之首，而顶通于脑，一用火攻，则火毒无内藏之处，必遁入于泥丸而不能出，转成不可救之症矣。世人误认灸法神奇，毋论可灸不可灸，一概用艾火灸之，灸之不效，归咎于疮疡之拙也，而不知是误灸之故也。更有肾俞一穴，在两腰脊旁，系内肾命根，此处亦断不可灸。盖因水亏火动，故尔发疮，若再加火灸，愈添火炽，其水益涸，必致疮口黑陷，昏闷而死，可不戒欤？大约阴虚之人，毋论生疽在首、在腰。俱不可灸，往往有因灸而犯虚虚之禁。世人竞尚灸法，余特著此篇，与疮家共商之云。

疮疡刀针论

疮疡之发，发于脏腑，非发于肌肉、皮肤也。善治者，五日之内原可内消。因内消蹉跎，以致发越于外，五日内急用内治，尚可消化于无形也。不意仍复因循，八九日，遂成高突之势，疼痛作脓，不得不用刀针，去其脓而泻其火，败其毒而全其肉也。若危恶之症，发于致命之所，祸在反掌，不得不刺。

故砭石、镵针、刀镰之类，皆古人所制，为决疮毒之器也。古人岂好为忍心，诚有所不得已耳。然则刀针之类，古人不得已而用之，今人不论可刺不可刺，动用针以去脓，动用刀以割肉，往往有无脓而迸血，割肉以损肌，疮疡不愈，而变症蜂起，归咎于刀针，岂不冤哉！我今商一用刀针之法：见有脓，急用针而不可缓，否则宁少迟也；见瘀肉，急用刀而不宜徐，否则宁少延也，何至于误用乎？或人畏用刀针，而疮口已软，脓血已多，急宜割刺，又有代针、代刀之药，服之顷刻，皮破而脓溃，敷之须臾，肉化而肌生，亦仁心神术也。愿医工留意而亟施之也，万勿归咎于不肯刺割而不可救，遂坐以待毙也。变通之法，原在乎人，救疗之方，岂止一术，亦贵临证者善用耳。

或曰：疮疡既可内消，何必又尚刀针？不知迟用内消之药，则火毒内攻，暗烁肌肉，外口虽小，其内之窟正宽广也。譬如贼居深山之中，无官兵攻散，巢居穴处，将辟土自王，而外边关隘，过作细小，彼惟恐人知，聊以掩饰耳。倘不破其关隘，则其势日张，延蔓无已，罔所顾忌，呼朋引党，势必民化为盗，而好肉变为腐肉矣。故必须用刀针，刺其外边疮口之皮，决其内中弥瞒之势，则内无隐藏，毒可星散。然后外用膏药、末药，呼其脓而护肌，内复用汤剂，散其毒而还元，此剿抚并施之妙法也。倘专尚刀针，而略去膏、末、汤剂，亦未为十全耳。

又曰：人有畏用刀针，有用蜞针者，亦变法也。法用笔一个，入蚂蜞一条，以管口对疮头，使蚂蜞吮疮之脓血，其毒即散。如疮大，须换三四条。若吮正穴，蜞必死矣，累效之法也。但可施于血实毒浅之症，而不可施于阴症毒重之人，徒竭其血于外，而内实无益也。

又曰：人身有太乙人神，在各穴中，最宜忌之，如逐年尻神、逐日人神之类，查历本书之颇详，偶一犯忌禁，其疮疡难愈。

卷　四

疮疡敷药论

疮疡内散，第一善法也。至疮口已溃，内不能散，必须外治之矣。外治之法最多，大约敷法为佳。敷者，化也、散也。乃化散其毒，使不壅滞耳。然痈疮之缓急不同，火毒之冷热亦异，必须敷得其宜，而后效验始速。如赤肿焮痛，此阳火之毒也，宜用寒性化毒败火之药敷之；如不变色，而肿势深暗者，此阴火之毒也，宜用温性化毒败火之药敷之；如不热不凉，此半阴半阳之火毒也，宜用和解化毒败火之药敷之。自然肌肉不坏，而毒随药散，火随药消，脓易熟而肉不败也。倘宜寒而用热，愈增其外炎；倘宜热而用寒，益添其内陷；倘宜和解而用攻击，自至于败坏而不止也。总之，疮疡贵内外兼治，而敷药亦不可孟浪轻忽，要贵用得宜耳。

又曰：疮疡既以阴阳辨之矣，而阴阳之中，俱用敷药贴之。如阳症用寒药贴之，期其必散也，后用热药散之，不可竟用寒药也；如阴疮初起，即用热药，后不必又用寒药也；如半阴半阳，以敷药和之，杂用温药散之，不可先用寒后用热也。故不必论其皮之厚薄，或先或后，或干或湿，或生或死，或香或臭，惟以三者消息之，断不爽也。

疮疡治法论

疮疡治法甚多，针灸之外，有用渐浴之法者，有用熏灸之法者，有用点照之法者，有用追蚀之法者，有用蒸之法者，有用吸之法者，有用烙之法者。用之得宜，皆可奏功，用之失宜，皆能败绩，余所以一概弃而不用也。古人创造诸法，未尝不效，故留法以示人，而无如后人不善用之，反至取败耳。夫有效有不效，尚非万全之法，况无功而有败，又何取哉？余近得异人之传，皆以内治收功，并不见有败坏之时，间有败坏之症，多是垂成别用以上外治之法，而变迁之也。故余益信渐浴、熏灸、照点、追蚀、蒸、吸、烙尽非良法也。宇宙之大，铎何敢谓诸法尽可废弃，或别有仙传制度得宜，奏效如响，亦未可知，而铎实未遇之也。以上诸法之内，追蚀而用水蛭以吮血，吸治而用蟾蜍以收火，无害有益，似可用之，余则未敢信其皆善也。总之，争先之法，莫妙用内治为良。内治必须急早治之，盖治之早，则必散之速，治之缓，则必散之迟，何苦因循懈怠，必俟成脓出毒后，用诸法之纷纷哉。

疮疡调护论

疮疡火毒，亦甚大矣哉，而世人往往轻视，自以性命为儿戏也。大痈恶疗，至危至险，出生入死，多在呼吸之际，必宜谨慎。即小疮细疖，亦不要轻忽。盖七情犯之，十恶冲之，或食异禽野兽之味，未溃者忽变为深陷，已溃者倏易为黑紫，终年累月，医疗不转，可不慎乎！无如世人，偏易相犯。其间诸忌之中，尤宜慎者，恼怒与色欲耳，然而犯恼怒者，不过疮口有疼痛天裂之虞，若一犯色欲，则瘀肉有冰冻之苦，新肉有流水之害，然此犹阳症之疮疡也。苟是阴症，一犯色欲，多至暴亡，非大用人参、芪、术、归、熟，而重加金银花、桂、附之品，以急救之，断无生理，万不可仍治其毒，而夭人性命也。世人何苦贪片刻之欢愉，受长夜之疼痛乎。或谓疮口开裂流水，毕竟有火毒留于其中，恐纯用大补，终非救疗之法。不知疮疡已溃之后，原作阴虚治疗，况已结痂而复碎，况已止血而流水，又有何火何毒，可已虚而重虚乎，毋怪顷刻之骤亡也。吾愿行医者，时将危语陈说于病人之前，庶几少知畏惧，不至轻蹈色欲之戒乎。说知故犯，罪在病人，自取速亡，与医者何尤哉。或曰：先生既云犯色欲之禁者，必用大补，乃用金银花，独非泻毒之物乎，何所取而用之？不知金银花虽曰化毒，实亦补气血之品也，诚恐余毒犹存，故尔用之，取其补而能敛，非取其泻而去火也，倘真信其无毒，而单用补剂，尤治疗之神，铎又何敢议哉。

又曰：疮疡饮食之间，最宜细慎。如食驴马、驼骡、猪狗、鱼虾、蟹鳖自死之属，如鹅鸭、鸿雁、鹰雀、鸳鹭、鸠鸦、鸡雉能言之类，如獐鹿、狐兔、虎豹、熊豺毒死之辈，如黄瓜、茄子、胡荽、生姜、蓼芥、葱蒜、薤韭之物，如桃杏、枣栗、梨梅、樱柿未熟之品，如馒首、蒸饼、馄饨，及燔熬煎炙、油腻饱食，均宜忌之。惟羊肉、蔓萝卜与黄白米粮可用。

舍痈从症论

疮疡之症，变怪百端，然皆因火毒之盛也。但火毒在未溃之前，其势甚凶，其祸少缓，而火毒当已溃之后，其势大衰，其祸更速。夫势凶则祸速宜也，何故势衰而祸转不缓乎？不知痈疽与各恶疮，当脓血崩泄之余，其邪热毒尽行外越，所存余血尽化为脓，且随之而同败，惟一口正气留恋于躯壳之中，又有何实之有。譬如强贼久居村庄，一旦变乱，劫人资财，掳人妻女，将各家金钱尽行席卷，驱少壮良民皆为盗党而去，而城市空虚，所存父老子弟，非孱弱幼小，即疮痍杀伤之辈，自救不遑，安能重整戈矛，再图争战乎？且寇盗虽去，而无衣无食，何以度日。自然枵腹难熬，变生疾病，疗生之不暇，又乌能修我墙垣，葺理茅舍乎？其捉襟露肘之苦，有不可言语形容者，于是痛定思痛，窘迫之状，百倍于强梁，现在之日，往往民欲不从，而不可得者。故疮疡已溃之祸，较未溃之前而更速也。所以未溃之前，变止在于攻突之内，而已溃之后，变每则于败坏之余，实有意想之所不到者。当观其所变以治症，而不可执其经以治病也。倘执经以治变，未有不速之死者矣。然则治变之法奈何？大补其胃气，而不必问其火毒之存与不存者，此舍痈治症之法，即定变救痈之法也。名为舍痈，正所以疗痈耳，愿与同人共商之焉。

舍脉从痈论

疮疡之脉，未有不紧数洪大者，或浮而弦，或细而数，或涩而紧，或滑而洪，种种不同，必须辨其阴阳。大约细涩者，阴也；紧、数、洪、大、浮、滑，皆阳也。然阴阳之脉更须分别已、未溃观之，未溃之时，脉见紧、数、洪、大、浮、滑、弦、实者，乃顺之脉也；若见细涩等脉则逆矣。已溃之时，脉见浮、沉、迟、细、软、弱、涩，乃顺之脉也；若见洪大等脉则逆矣。然而顺逆不常，虚实宜别，脉可执而不可尽执也。脉既不可尽执，而痈则可见矣。往往有未溃之前，脉现洪大而得生，已溃之后，脉现细涩而反死。盖攻补之异也。大约痈疽各症，未溃宜补以用攻，已溃宜补而不可散，而脉之或洪大，或细涩，可不论也。

铎又曰：痈疽有变换之时，脉随痈疽之变换而迁改也。故疮可据之以辨阴阳，而脉不可据之以辨虚实。以可据者可信脉，而不可据者岂可信脉哉。余素信脉者也，但人生痈疽者，有时脉不可全信，所以从痈疽而舍脉也，非脉不可信，而全不信。有如此人，亦宜善看痈疽，参酌于二者之间而已。

舍时从痈论

凡四时之际，多发疮疡，非因时而发乎？然疮疡之发，多缘于火热，夏天之时，正火热时也。疮疡生于夏天，谓非火热之极乎？然夏天疮疡是火热也，若秋冬之时，其火已散，其热已解，火散热解，其毒已消，不比春天之郁正炽也。故疮疡生于四时，不可与夏天同论，以时有不同也。是以疮疡生于夏日，与生于四时有异。盖夏日可据时以论症，而四时不可因症以论痈，以夏日有火热，而四时无火热也。夫夏日之火热，随外而动，四时之火热，随内而生，内无火热，则外之火热何以引之？苟外不必引，而内之火热自动者，以内之火热自甚也。故疮疡生于夏日者，内之火热，因于外之火热相逼也。疮疡生于四时者，内之火热，不因于外之火热相逼也。所以生于四时者，较夏日而更重。舍时从痈，又何疑哉。然则，肿赤烦躁，发热饮冷，便秘作渴，脉洪数而实，虽在严寒之时，皆火热也。必用苦寒之药，泻其阳而救其阴，则火热自散，乌可因时冷而用热药哉。若脉细皮寒，泻利肠鸣，饮食不入，呕吐无时，手足逆冷，虽在盛暑之时，皆寒冷也。必用辛热之剂，散其阴而回其阳，则火热自解，乌可因时热而用寒药哉。诚以夏日不可与春日并断，而尤不可与秋冬并论也。四时五虚五实之不同，而疮疡不可拘也，若泥而执之，则误之甚矣。

又曰：五实之症，如肿赤烦躁、以热引冷、便闭作渴、脉洪数者是也。虽生于严寒，必用大苦寒之药，泻其阳以救阴也。五虚之症，如脉细皮寒、泻利肠鸣、饮食不入、呕吐无时、手足逆冷者是也。虽生于盛暑，必用大辛热之剂，散其阴以回阳也。若寒时治寒，热时治热，鲜不误矣。

疮疡用金银花论

疮疡必用金银花者，以金银花可以消火毒也。然毒实不同，有阴毒、阳毒之分。其毒之至者，皆火热之极也。金银花最能消火热之毒，而又不耗气血，故消火毒之药，必用金银花也。以金银花可以夺命，不分阴阳，皆可治之。盖此药为纯补之味，而又善消火毒，无奈世人以其消毒去火，而不肯多用，遂至无功，而且轻变重而重变死也。若能多用，何不可夺命于须臾，起死于顷刻哉。诚以金银花少用则力单，多用则力厚而功巨也。故疮疡一门，舍此味无第二品也。所以疮疡初起，必用金银花，可以止痛；疮疡溃脓，必用金银花，可以去脓；疮疡收口，必用金银花，可以起陷，然此犹补阳症之疮疡也。若阴症初生，背必如山之重，服金银花而背轻矣；阴症溃脓，心如火焚，必服金银花而心凉矣，阴症收口，疮如刀割，必服金银花而皮痒矣，然此犹阴症而无大变也。苟痛痒之未知，昏聩之罔察，内可洞其肺肝，外可窥其皮骨，饮之而不欲，食之而不知，惟金银花与人参大剂治之，亦可以夺命而返魂也，谁谓金银花岂小补之物哉。而世人弃之者，因识其小而忘其大，是以他药可以少用，而金银花必须多用也，知金银花之功力若此，又何患哉？

疮疡不可纯委鬼神论

疮疡昏聩，多是虚症。其见神见鬼者，人谓是前愆冤债耳。夫前愆可以晓，盖冤债可以今偿，每用银钱以买命，弃珠玉以赎①怨，亦有得生者，世遂谓有鬼神，可以诚求，可以哀告耳。而孰知不然，盖疮疡之鬼神，因虚而自作，不补其虚，而惟求鬼神之解结，鬼神其肯去乎？况鬼神之现，必非无由，因虚自召，非真有鬼神也。故补虚而鬼神自绝，不补其虚，虚且难回，鬼神何以去乎？苟能察其自虚，而大用金银花之类，佐之参、芪、术，则鬼神自去，正归而邪自散也。及至疮疡渐愈，而鬼神暗失，始信前非。谓是无鬼无神之论，而仍不信者，谓之何哉？

铎又曰：世有生疮疡而召鬼神者，亦有不生疮疡而多集鬼神者，是鬼神不因疮疡而有也。余医疮疡者有年，往往见危困之时，每遇鬼神，痛哭呼号，暗击重责而不已者，是疮疡确有鬼神也。及至大用参、芪之后，渐复其元，而佐之消毒去火之

---

① 赎：原作"续"，据聚贤堂本、纬文堂本、江东书局本改。

剂、健脾和胃之品，正气日旺，邪气日退，不必逐鬼而鬼自走，不必祛神而神自归，岂药可祛逐鬼神乎？可见人虚自召，补虚正祛鬼神之法，非鬼神之果无也。

铎又曰：言鬼而神在其中，尼山云：敬鬼神而远之。远之者，敬之也，非无鬼无神之论。补虚者，正远鬼神也。人能常敬鬼神，断不戕贼身体，致生疮疡，以召鬼神，暗击重责耳。

产妇生疮疡宜用补阴论

古人云：产后必大补气血为主，其他俱从末治。可见产妇未有不虚者，虚则必用补气补血之味。气不补则气衰，血不补则血少。气血衰少者，阴不足故耳。故产妇必以补阴为先，以亡血过多，必至失阴耳。或谓阴不可以骤生，必先补气，以气能生血，气旺则血旺，血旺则气益旺矣。不知产妇之生疮疡者，不可徒补气也，补气必至生血，血旺而疮疡同旺者奈何？况疮疡之生，皆血亏耳。血亏则阴愈亏，补阴而疮疡自失。盖阴能制夫阳也，阳受制则阴日旺矣。阴旺而疮疡之间，有血以润肠胃，有血以荫筋骨，又何火毒之不尽散乎？若补其阳，有不增疮疡之势哉？故补于阴中也。大约补阳者四，补阴者六，断无阳旺而阴消矣。

铎又曰：产妇生疮疡，当分别生产与未生产。未生产之前，胎不崩堕，血未亏也，止补阳以生气，不必补阴以生血，少佐之消毒败火药则得矣。已生产之后，血大亏也，惟补阴以生血，兼且补阳以生气，而消毒败火之剂，不必佐之也。若虑疮疡之害，而不顾产妇之虚怯，一味消毒败火，鲜不误矣。

疮疡不必随经络用药论

疮疡之生，宜分经络，既有经络，乌可不分哉？吾以为不必分者，以疮疡贵去其火毒，不必逐经逐络而用药也。以疮疡之生，有经络之分，而用药之妙，单以消火毒为主，以火毒去而疮疡自失，经络不必分而自分也。试思解火毒之药，不外金银花与蒲公英之类，若必随经随络而分之，亦凿之甚矣，用药胡可杂哉。

铎又曰：疮疡之生，不在一处，若不分别经络，则五脏七腑何以清，头面手足何以辨？不识不知，何所据以治痛痒哉？虽金银花、蒲公英之类，皆可散消火毒，然无佐使之药，引之以达于患处，亦不能随经而入之，是经络之药不可不用，亦不可竟用之耳。

卷 五

背发

诸痈疡发于背者，无非危症，不可谓背属阳，信是阳症而轻视之也，然背之穴道甚多，苟不分言之，则经络舛错，未必能直中病情也。如生于大椎[①]、陶道、身柱之穴，是发于脊之上也；生于神道、灵台、至阳之穴者，是发于脊之正中也；生于脊中之穴者，是发于脊之中下也，皆属督脉之经络。生于肺俞、厥阴俞、心俞、膈俞、肝俞之穴者，是发于背中之两旁也；生于膈关、阳纲、胞肓、秩边之穴者，乃发于背后之两旁也，皆属足太膀胱之经络。夫既是膀胱之经络，似与督脉无甚相干。然而背脊乃河车之正路，正路之气不通，则边旁歧路尽行秘塞，势必至水火无既济之欢，脏腑有各顾之苦，则周身前后筋脉拘急，其害有不可胜言者。故治太阳之经，必须兼治督脉，以督脉之气可顺而不可逆也。凡气皆自上而下行，惟任督之气自下而上。自下而上者为顺，自上而下者为逆矣。且督脉，阳脉之海也。足太阳之经，原为督脉之所统领，通足太阳之气，正通督脉之气也。然而，督脉气通，而足太阳之气亦通矣，故治之

① 大椎：原作"大柱"，详督脉无此穴，陶道之上当为大椎，今改。

必须兼也。以上诸疡有头向上者，有头向下者，有上下各有头而开发者，或如莲子，或如蜂窠。莲子言其头少，不过一二十也，蜂窠言其头多，不止五六十也。此等痈疡，阳症少而阴症多，总贵拥护心君，不可使火毒内攻。无奈背近于心，最易腐肉穿膜，及至穿膜，百不救一。必须于五日之前急早治之，以大剂醋饮，庶可夺命于垂危，返魂于将死也。凡疮头开展，止遏不住，不论向上、向下、向左、向右，亟宜用收毒等药，敷而围之，自不冲突也。如此救疗，胃气大开，断不至死。

急消汤 岐天师传。治背心之间先发细瘰，后渐渐红肿，高突大痛。

忍冬藤二两　茜草三钱　紫花地丁一两　贝母三钱　甘菊花三钱　黄柏一钱　天花粉三钱　桔梗三钱　水煎服，一剂轻，二剂又轻，三剂全消。

神散阳痈汤 伯高太师传。治背疽阳痈初起。

天花粉五钱　生甘草五钱　茯苓五钱　车前子五钱　管仲五钱　羌活二钱　黄芩三钱　紫菀三钱　生地一两　柴胡一钱　水煎服[1]，一剂即消大半，二剂全消。若已溃后，不可用矣。

变阳汤 岐天师传。治背心初发小泡，痒甚，已而背重如山，隐隐发红晕，如盘之大，谵语胡言，断阴疽阴痈也，以此方救之。

人参二两　黄芪二两　金银花半斤　附子一钱　荆芥炒黑，三钱　柴胡二钱　白芍一两　天花粉五钱　生甘草五钱　水十余碗，煎汁二碗，先服一碗，后再服一碗。服后阴必变阳而作痛，再用一剂而痛亦消，再服数剂全愈。

---

[1]　水煎服：此三字原在"一剂"之后，于文义未顺，兹改。

锦庇汤 伯高太师传。治阴痈初起。

黄芪三两　肉桂三钱　生甘草一两　荆芥炒,三钱　天花粉三钱　贝母二钱　锦地罗五钱　茯苓一两　水煎服,一剂即散大半,三剂全消。

转败汤 岐天师传。治背痈溃烂,洞见肺腑,疮口不收,百药敷之,绝无一验,此方治之神效。

麦冬一两　熟地二两　山茱肉一两　人参五钱　肉桂一钱当归一两　忍冬藤一两　白术五钱　水煎服,五剂全愈。

收肌饮 伯高太师传。治同前。

熟地二两　白术二两　山茱萸一两　人参一两　当归一两生甘草三钱　甘菊花三钱　肉桂三钱　天花粉二钱　水煎服,一连四剂,疮口自合。必须节守房事一月,否则无功。

定变回生汤 岐天师传。治背疽长肉,疮口已平,偶犯色欲恼怒,开裂流水,色变紫黑,肉变败坏。

人参四两　黄芪三两　当归二两　北五味子二钱　麦冬二两肉桂三钱　白术二两　山茱萸五钱　忍冬藤二两　茯苓一两　水煎服,四剂平复。或疑药料太重,然变出非常,不如此多用补剂,万难救死也。倘愈后再犯色欲,万无生机。

补缝饮 伯高太师传。治背痈愈后开裂。

人参二两　白芍五钱　当归一两　白术炒,二两　麦冬一两肉桂二钱　附子一钱　熟地二两　北五味三钱　山药五钱　水煎服,十剂可安。

助阳消毒汤 岐天师传。治夏生背痈,疮口不起,脉大无力,发热作渴,自汗盗汗,用参芪补剂,益加手足逆冷,大便不实,喘促呕吐,阴症似阳,此方主之。

人参半斤　黄芪一斤　当归四两　白术四两　陈皮一两　附

子五钱　水煎膏，作二服。连服数剂乃愈。此舍痈从症之法，盖症出非常，不可以平常细小之药从痈也。

起陷神丹　伯高太师传。治症同前。

人参二两　白芍五钱　当归一两　麦冬一两　白术二两　肉桂二钱　附子一钱　熟地二两　北五味三钱　山药五钱　水煎服，十剂可安。

归花汤　秦真人传。治痈疽发背初起。

金银花半斤，水十碗，煎二碗，入当归二两，同煎一碗，一气服之，一日即散绝，神方也。世人亦有用此者，不能多耳。不拘阴阳之毒，饮之立愈。但过四五日，则减半效，然亦无性命之忧。对口与无名溃毒亦可用，或略小其剂可也。

泥丸发

泥丸宫在头顶之上，痈疮发于此处，九死一生。其状如火燎浆泡，大如钱形，色似葡萄之紫，其疮口不一，或如碎粟。倘四围坚硬，疮顶色红赤不黑，尚可医疗，乃阳痈而非阴也；倘色紫而黑黯无光，神情闷乱，不知人事者，乃阴痈而必死也。盖泥丸宫属足太阳膀胱之经，近于玉枕，乃督脉之路也。肾经之气，由督脉而上透玉枕，入于泥丸而化精，乃从额而下降于玉楼。若肾精不足，而泥丸内涸，无精以养，乃化为火毒，此无阴水以制阴火也。脑既无阴，又加生痈，髓海煎熬，其精愈竭，又何以救乎？故往往有更变形容，改换声音，烦躁口干，随饮随渴，甚至脑骨俱腐，片片脱下而亡。人生此痈，得于房术者居多，兴阳涩精，尽是丹石燥烈之品，或洗或嚼，或噙于舌，或封于脐，霸阻精道，久战博欢，真精枯竭，髓尽火发，遂发于顶而不可救，为可痛也。必须于五日之前，又大剂煎饮，尚有生机。倘五日后救之，则生死未可定也。

五圣汤 岐天师传。治脑痈生于头顶之上者。若对口偏口，俱非脑痈也。急以此方救之。

金银花八两 玄参三两 黄芪四两 麦冬三两 人参二两 先用水十大碗，将金银花煎汤六碗，再煎前药至二碗。一日服二次，连服四日。用四剂，其痈渐愈，改用十全大补汤，重四两与之；又服四剂，又改用八味地黄汤，恣其酣饮，可获全愈。此等治法，乃九死一生之法也。然舍此法，惟蔓花汤乎。

蔓花汤 伯高太师传。治脑疽初发。

川芎一两 玄参二两 金银花二两 山茱萸一两 麦冬一两 贝母三钱 蔓荆子二钱 水三大碗，煎服之即消。如尚未消者，二剂全愈。万勿候其溃败而始救之也。盖溃败之时，则不可救矣。

脑后发

脑后乃玉枕、风府之穴道也。玉枕为督脉之关。盖督脉有三关，玉枕其一也。督脉由命门而上至玉枕，乃河车之路也，透过玉枕始达泥丸。若玉枕、风府生痈，如何能达肾气至泥丸而化精乎？虽泥丸为髓海，内原有髓在也，然肾气无一日不上通泥丸者也。肾气因生痈而不能上达，则泥丸之髓源断矣，何能化精以分布于各脏腑乎？此处生痈，虽少轻于顶，然是阴非阳，则与顶发无殊。故治疗亦可通用，如五圣散、蔓花汤大剂吞服，无不可救，不比顶发于泥丸者，十死而一生也。或曰：玉枕、风府系足太阳膀胱之经，且阳维之脉所绕，未必不是阳症。谁知膀胱火毒发动，由于肾火之先动也。况阳维之脉，随督脉而上行，是阴非阳，又何疑哉？故可以治顶发者同治之也。

三星汤 岐天师传。治阳症对口，其形高突红肿，服之即消。

金银花二两　蒲公英一两　生甘草三钱　水三碗，煎八分，服二服即消。阳症已破者，必三服，脓尽肉生。

圣神汤 岐天师传。治阴症对口，或生于偏旁，无数小疮，先痒后痛，随至溃烂，肿不甚高突，色必黑黯，身体沉重，困倦欲卧，呻吟无力，此方救之。

人参一两　生黄芪一两　当归一两　金银花二两　白芥子三钱　肉桂一钱　白术炒，一两　水煎服，一剂血止，二剂肉生，三剂口小，四剂皮合，又二剂全愈。

三花汤 伯高太师传。治对口初起，神效。

当归二两　川芎一两　生甘草五钱　天花粉三钱　紫花地丁一两　甘菊花五钱　水煎服，二剂全消。

耳后耳下发

耳后发者，发于左右耳畔，乃角孙、颅息二穴之上下也。发则耳聋、嗌肿、项痛，手之小指，肩肘俱因之而疼，盖手少阳三焦经之火毒也。三焦经多气少血，是经生疮，最难奏效，况又生于耳后。未免耳属肾经，单治三焦而不兼补夫肾，则水不足以济火，其火毒未必不更炽也，虽消风抑火、内疏内托，随症施治，俱是良法，而不大补其血与重填其精，恐未易遽愈也。又有发于耳下者，乃翳风、瘈脉之穴也，名曰首疽，亦系三焦之经，实系致命之所，尤宜早治。然早治而不大补气血，徒用化毒败火之剂，少少轻疗，治阳症尚有变阴之害，况原是阴虚火发之症，又何以济哉？凡生此疽，多憎寒壮热，七八日可刺，脓水黄白色可治，以其属阳也。如黑色稀水，乃阴症也，大恶。若发渴者即死。以上数症，皆起于积想在心，谋虑不决，郁怒不已，致火旺蕴结，日久乃发也。故形多坚硬，头多隐伏，未溃先黑，未脓先腐，不得外发，内攻而死也。

护耳散毒汤 巫真君传。治左右耳后阴阳疽痈。

金银花二两 当归一两 麦冬一两 蒲公英三钱 甘草三钱 桔梗二钱 半夏二钱 川芎五钱 水煎服，二剂轻，六剂全愈。未溃者，三剂全散。如是阴虚，色紫黑者，加人参五钱、生黄芪二两，一剂即散。已溃者，十剂全愈。

耳前发

耳前发者，发于两耳之前，乃悬厘、客主人之穴也。虽曰耳发，实生于耳之外，非生于耳之中。按：二穴属足少阳胆经，是经多气少血。且二穴又在面之旁，尤少血之处，故生痈最难愈。且穴虽属少阳，而地近于耳，岂有耳不连及之理？况耳为肾之窍，悬厘、客主人乃胆之经，而胆乃肾之子也。子为火毒所烧，肾母宁忍坐视，必求相援，而胆子畏火毒之逼，必遁入母经络以避其害，未必不遗祸于母家也。故治之法，泻胆之火毒，尤宜补肾之精水。倘疮口高突，乃阳火阳毒尽发于外也，不必忧虑。设五六日后，渐长渐大，形如蜂窝，皮紫疱黑，痛如火灸。十日内刺之，有脓者尚可望生。或刺之无脓，惟有纯血流而不已，本少血而又伤其血，则木必克土，脾胃大坏，不思饮食，或食而不知其味，此入阴之兆也。二十四日之后，恐不能保其生也。此症或发于左，或发于右，其危险同之，能于初发时急救之，皆可庆生也。

顾耳汤 巫彭真君传。治耳前初发恶疽。

柴胡二钱　白芍二两　金银花二两　熟地二两　当归一两　天花粉五钱　生甘草三钱　水数碗，煎一碗半，饥服，一连二剂全散。若十日之后，此方救之亦可生。然脾胃一坏，恐难救矣。

鬓发

鬓发者，发于左右之两鬓，乃头维、下关之穴也，鬓疽属手少阳三焦相火，薛新甫云是肝胆之火，或风热也，不可为训。但忌用灸，尤忌见脓。查头维、下关之穴，本属足阳明胃经之穴。初起之时，大如疖子，次后渐大，四围高突，头面、眼、鼻俱浮，此阳症也。且两鬓又近于太阳，乃阳之位也，似宜作阳症治之。但虽是阳症，往往有变为阴症者，所以治阳又宜加入阴分之药，以预防其变。若已溃破烂，更须阴药倍多于阳药，则阴之正旺，自然阳之邪难变也。倘睡中恍惚，或吐逆不止，此阳症变阴，亦死症耳。不可谓胃经是多气多血之腑，而轻用散剂也。

理鬓汤 岐天师传。治两鬓生疽，无论已未溃烂，皆可治之。

金银花三两　白芷二钱　川芎一两　当归一两　夏枯草三钱　水煎服。未溃者，二剂即消；已溃者，四剂全愈。

蒿草饮 伯高太师传。治鬓疽。

青蒿一两　玄参一两　生地一两　川芎一两　夏枯草一两　细辛一钱　蔓荆子一钱　水煎服，一剂轻，二剂愈。

脸发

脸发者，发于面上左右，四白、巨髎之穴也。有生于鼻柱上者，虽属于肺，亦风热也。按：四白、巨髎在泪堂之下，鼻之两旁。此二穴虽属足阳明之部位，然阳明之经，最易动火，使无阴相济，则其火一发，多有不能止遏之时，往往变生不测。故此二穴生痈，亦大可畏。倘初起之时，色似葡萄，其形渐大，或生子母之疮，八九日即有亡者。可见，此疮亦宜急治，补阴以济阳，内托而兼化毒，实善治之法也。

护颜汤 巫彭真君传。治脸旁鼻外生疽。

玄参一两 当归一两 金银花二两 瓜蒌半个 生地一两 石膏三钱 白芷二钱 半夏二钱 黄芩二钱 水六碗，煎一碗服，五日内即散。

对口发

对口发者，发于风府、哑门之穴也。正对于前唇口，故以对口名之，乃督脉之火毒也。夫督脉何以有火毒乎？盖督脉起于尻骨，过命门，夹脊而上，透于玉枕，玉枕之穴近于泥丸，泥丸之穴，最恶肾火之烧，最喜肾水之润也。玉枕之穴，与泥丸性正相同，乃唇齿之穴也。玉枕知泥丸喜水而不喜火，遇水则引而上升，遇火则闭而不纳，肾火至玉枕而不纳，势必停留于玉枕之外，而风府、哑门正其穴也，故久留而不散，遂结成火毒而生痈矣。此症之生，本是凶症，然而生于对口者犹轻，生于偏旁发际天柱穴间者为更重。初发之时，急宜救之。盖天柱属足太阳膀胱之经，虽多血少气，然其地上近于脑，不可作阳痈治之。况此处生痈，多现无数小疮口，以惑世人，不知从何处觅头。急宜消之，若少迟，恐毒入于脑，邪热上攻，不可救矣。夫阴阳二毒，俱可内消，何可迁延等待，令其皮破肿溃而后治之乎？迫于疮口赤肿，或变为紫黑，发寒发热，毒势大横，动刀而无脓，用针而流血，通喉落首，追悔不亦迟乎？故吾愿人于二三日前而早用大剂，于补血补气之中，益之散毒散火之药，以急治之也。

加味三星汤 巫真君加。治阳疽。

金银花二两 蒲公英一两 生甘草三钱 玄参一两 水数碗，煎八分服，二服即消。阳症已破者，三服脓尽生肉。

加减圣神汤 巫真君加。治阴疽。

人参一两 生黄芪一两 当归五钱 金银花三两 白芥子三钱 附子一钱 一二剂止血生肉，六剂全愈。

加味三花汤 巫真君加。治对口初起。

当归二两 川芎一两 天花粉三钱 紫花地丁一两 甘菊花五钱 水煎服，二剂全消。

或用生甜菜一把，捣，加酒酿少许，同敷疮口，干即易之，亦颇效。然可治阳症也，若阴症难痊。吾以为甜菜非四时之物，不若前三方可频得也。世有奇方，非余所知。

目锐眦下发

目锐眦下发者，发于瞳子髎左右之穴也。童子髎属足少阳胆经，下循听会、上关，上抵于头角，乃胆经之尽穴也。胆经气多血少，生疽本难速愈，况逼近于锐眦，未有毒火不上炽于目者，况目乃肝之窍也，胆与肝为表里，胆病则肝亦病，肝病则目有不病者乎？目病则肝益病矣。胆肝两病，非阴阳皆病乎？倘是阳非阴，则疮口必肿有脓而痛。倘不痛而作痒，口中大渴，心中闷乱，疮口虽破，有血无脓，颜色青黑，疮作蛀孔状，血出不止，此阴疽也。阳主生而阴主死，然早治之亦可救也。

二甘散 巫真君传。治瞳子髎穴生阳疽。

黄连二钱 龙胆三钱 葳蕤二钱 白芍五钱 天麻二钱 荆芥二钱 甘菊花三钱 甘草三钱 忍冬一两 水煎服，食后服二剂，急治可散。

葳蕤金银散 巫真君传。治目锐眦下生阴疽。

葳蕤二两 芍药二两 当归一两 金银花二两 人参五钱 肉桂一钱 玄参五钱 麦冬五钱 车前子三钱 熟地一两 水数碗，煎一碗急服。早治则危可变为生。

颐发

颐发者，发于颊车、大迎之穴也。或发于右边，或发于左边，或左右两边同发。单发似轻，双发似重。然而双发而软者，虽重而反轻。单发而硬者，虽轻而反重。盖软则尚可饮食，硬则牙关紧闭，食物难进也。论颊车、大迎之穴，乃足阳明胃经之穴也。人生以胃气为本，凡病有胃气者，俱可望生。况原是胃经之病，而胃可自病乎？胃不自病，则颊车、大迎之间断不生疽。因其胃中之火过盛，而毒不自安于下，乃上腾于面而生疮。及至生痛生疮，而腑内之火少息，则胃气有生发之机，尚不至殒灭也。否则，火不息而毒益炽，见食则恶，或得食则呕，皆死兆也。倘肿破无脓，牙关硬如石，艰于进食，疮口状似蜂窠，涓涓惟流黄水，则十无一生，以其胃气之绝也。

连翘野菊散 巫真君传。治颐生痈初起。

连翘五钱　野菊三钱　瓜蒌二钱　石膏三钱　地榆三钱　当归五钱　甘草二钱　玄参一两　金银花二两　水煎服。

唇发

唇发者，唇上生疮毒也。或生于口角之旁，或生于上下唇之际，不必问其大小，总皆脾胃之火毒也。治宜急而不宜缓，治之早则易散，治之迟则难瘥。以毒久炽炎，两唇肿大，艰于进食，往往有腐烂而亡，故治之必须急也。然急泻火毒，而不附之健脾益胃之药，则脾胃损伤，虽散毒而毒转不散也。此护吻汤之神，以其散毒消火，而仍不损伤脾胃之气，故建功特奇。至于茧唇，治法少轻，其形似茧，然亦脾之病也。经云：脾气开于口，脾之荣在唇。干燥开裂，白皮皱揭，宛如蚕茧。始起小瘤如豆大，随消随生，渐渐肿大，合而为一。原有寸许，或如杨梅，或如芝菌，虽本于七情六气，总因肾火枯而脾火炽也。用归脾养荣治于内，以金银烙于外，亦易愈也。此症妇人多生之，用四物汤、逍遥散合治为佳，外先以苋茶散搽之，后以生肌散掺之，自瘥。

甑汗方 《准绳》。治唇疮。

以甑上滴下汗敷之，累效如神。

又方 以白荷花瓣贴之，神效。如开裂出血者，即止。

护吻散 治唇吻生疮毒。

紫花地丁一两　麦冬一两　玄参一两　夏枯草一两　生甘草三钱　水煎服，一剂轻，二剂愈。

归脾养荣汤　世传治茧唇。

当归　川芎　白芍　生地　茯苓　陈皮　柴胡　甘草　麦冬　升麻　山栀子　桔梗　黄芪　白术　防风　牡丹皮　黄柏　知母　妇女加泽兰　香附　玄胡索　水煎服。

苋茶散　外治唇茧。先用烙铁艾火内燃烧通红，烫患处五六次，后敷此药。

苋菜阴干，烧灰，三钱　铜青二钱　枯矾二钱　轻粉一钱　雄黄一钱　鸡内金二钱　麝香二分　孩儿茶二钱　为细末，麻油调搽。明日再用甘草煎汤洗净，再烙，以平为度，后用生肌散。用烙铁时，要择吉日，不犯尻神。烫毕，随药搽之，不再生，除根矣。

生肌散

花蕊石醋煅，二钱　孩儿茶二钱　鸡内金二钱　飞丹煅，水飞，一钱　乳香二钱　血竭二钱　红绒灰一钱　黄连一钱　为细末，加冰片一分，干即掺之。

肩臑发

肩臑发者，发于肺俞魄户之间。《灵枢》曰疵疽，俗名之搭肩也。此处属手足太阳之经，有疮无串者易治，有串者难治。盖发于左者多串，发于右亦有。无串而左右同发者，与发于背之正中者，不相上下也。当观善恶以定吉凶，与发背治法相同，亦须分阴阳而用托时疏下之法。倘是阴症，以治阴之法治之，不可误也。要在临症之时辨别之明，而用药之断也。

红消散　巫彭真君传。治[1]肩臑生阳痈。

---

[1]　治：原无，据聚贤堂本、纬文堂本、江东书局本补。

红内消三钱　秦艽二钱　苍耳子三钱　紫花地丁五钱　石韦二钱　天花粉三钱　天门冬三钱　羌活二钱　炙甘草三钱　当归一两　水煎服。初发者，二剂即消。已溃者，不可服。

治阴散毒汤　巫公传。治肩生痈已溃阴症。

生黄芪一两　当归一两　熟地二两　金银花三两　生甘草三钱　附子一钱　水煎服，连用数剂。倘口健思食、夜卧能安即生，否则死也。

肾俞发

肾俞发者，发于腰之上，命门之旁，乃膀胱之经穴也。然其穴逼近肾堂，虽膀胱之部位，实即肾之部位也。此处断不可生痈，而痈之生者，无不由于多服金石热药及膏粱厚味，又不忍轻易泄精，遂忍耐而战，及至精欲下走之时，或提气缩龟，不使其遽泄，肾精①不得出于精管，欲仍回旧宫而肾不受，乃壅于皮肤，变为毒而成痈也。凡痈俱不可轻用攻剂，况肾有补而无泄，更宜用补。盖肾得补而气旺，气旺则火毒难留而易散也。设于补之中，而益之托里解表之味，谁谓肾痈即不可治哉？惟因色而成痈，复成痈而犯色，未有不死者矣。至于气恼，亦须同忌。以肝为肾之子，肝有怒气，必耗肾水，肾虚复耗，疮必难痊，然终不及犯色欲之凶，为更烈也。

补肾祛毒散　巫真君传。治肾俞生痈。

忍冬藤四两　熟地三两　豨莶三钱　天花粉二钱　草乌头二钱　肉桂二钱　水煎汁一碗，空腹服。未破者，二服即消；已溃者，

---

① 精：原无，于文义为未顺，今补。

即去黑烂，十服乃愈。

腰下发

腰下发者，发于两腰之下，乃膀胱中膂之腧穴也。初起时，发热焮痛，百节疼痛，昏沉不知人。盖膀胱与肾有别，毒发于膀胱，与毒发于肾经，其轻重必异。然膀胱之气，一遵肾之气而行，膀胱中膂之腧穴生痈，必肾中先自有火毒也。火之有余，必水之不足，邪之甚旺，必正之大亏。水不能济火，正不能祛邪，恐有倒陷之祸。倘有脓无血，此正 [①] 足以敌邪，水足以济火也，无难治疗。如无脓出，血水流而不收口者，此无阴之兆也，必大补其精而内托之，始有生机，否则难治。

九灵汤 伯高太师传。治腰眼生疽疼痛。

熟地二两 山茱萸一两 白术二两 防己一钱 紫花地丁一两 荆芥炒黑三钱 生地五钱 丹皮五钱 生甘草三钱 水数碗，煎一碗服。一剂轻。四剂全愈。

两治散 岐伯天师传。治腰下发痈，昏沉疼痛。

白术一两 杜仲一两 当归一两 金银花三两 防己一钱 豨莶草三钱 水数碗，煎服。一剂轻，二剂痛止，五六剂全愈。若已溃甚者，多服自愈。

---

① 正：原作"症"，据聚贤堂本、纬文堂本、江东书局本改。

卷　六

胸乳上发

胸乳上发者，发于或中、神藏、灵虚等穴也，其穴俱属足少阴肾经。其症多心悬若饥，饥不欲食，舌干咽肿，乃心热而不能下交于肾，以致肾经之气遏抑于外，故生痈疡于胸乳之上偏也。有生于左者，有生于右者，甚则左右俱生，皆肾水不能济心火也。必须大补其水，而佐之内疏心火之药，则水生而火毒易散也。倘不早治，则毒攻于心，去生便远矣。

十州散　巫真君传。治胸乳上生痈。

人参二钱　熟地二两　山茱萸三钱　生甘草二钱　远志二钱　麦冬一两　金银花一两　茯神三钱　黄连一钱　蒲公英四钱　水五碗，煎服八分，连服数剂自散。

柑仁散　治妇人里外吹乳。

柑子核一岁一粒，阴阳瓦焙干枯，为末，陈酒热，送下即盖被，出汗而愈。

胸发

胸发者，发于玉堂、膻中、中庭、鸠尾之四穴也。又有发于胸者，名曰井疽。此症初起如豆，肉色不变，必须早治。若不早治，下入于腹，必至死矣。属任脉之经络，四穴在心之外郭。凡邪不可犯心，一犯心辄死。夫脏腑邪远，苟若犯心，尚有下堂之走，岂四穴逼近心君，而反得逍遥无虑乎？自然直入脏中，亦势之甚便而甚利也。即曰经络专属任脉，然任脉名阴脉之海，周流诸阴，循环无已，一有痈毒，则阴不能行。况未生痈之前，亦因阴脉不行，而火毒乃结聚不散，以致成痈。矧既已生痈，又何望其周流诸阴而无滞耶？自然滞者益滞，而结者益结矣。苟不速为星散，则火毒归心，死亡顷刻。

救心败邪汤 巫彭真君传。治正胸生疽。

人参一两 茯苓五钱 麦冬五钱 熟地一两 山药一两 芡实一两 甘菊花五钱 芍药五钱 忍冬藤二两 远志三钱 天花粉二钱 王不留行三钱 水数碗，煎一碗，一气饮之，火毒不结而散矣，二剂必愈。倘已溃烂，必须多服始愈。

额发

额发者，发于额上攒竹之穴也。夫曲差、攒竹，虽属太阳之经，然近于督脉之旁，亦阴阳双合之处也。初发之时，必然头痛，憎寒恶热，项似拔，腰如折，正显太阳之症。然太阳膀胱与少阴肾经为表里之脏腑也，发太阳之火，即顾少阴之水，则膀胱不燥，内有滋润，自易发汗，汗出而火毒随之而尽散于表矣。否则，单以托表为事，倘阴虚之人，禁再发其汗乎？吾恐因汗而愈虚，反不肯遽消其火毒耳。

藤葛散 巫彰真君传。治额上生痈。

忍冬藤二两 麻黄一钱 茯神三钱 香附子二钱 白芷二钱 当归一两 川芎一两 蒲公英五钱 干葛三钱 天花粉三钱 水数碗，煎一碗，食后服。初发者，二剂即散。如阴虚之人，此方不可用，另用转败汤。

两胁双发

胁发者，发于期门、章门之穴也，古名败疵。谓是女子之疾，其实男女皆有之。或发于左，或发于右，此足厥阴肝经之部位也，然亦有上至渊腋、辄筋之穴者。虽二穴属足少阳胆经，然肝胆为表里，肝病必及胆，故不舍肝而治胆也。夫胆多气少血，肝多血少气，总宜气血双补，决不可孟浪用热剂也。天下人恼怒居多，一有怫抑，便即动气，两胁胀满，因而成痈。痈生于皮外者，犹痈之轻者也。更有生于胁之内者。夫胁内生痈，古人未谈，世多不信，谁知胁痛而手不可按者，肝叶生痈也。肝之生痈，半成于气恼，半成于忧郁。忧郁而得之者，其病缓；气恼而得之者，其病骤。忧郁气恼皆能烁干肝血，肝血既干，则肝血大燥，无血养肝，而忧郁气恼之无已。欲不蕴结愤恨而成痈，乌可得乎？但痈生于内，不可见也，而外则可征。其胁之外，必现红紫之色，而痛亦必在左而不在右，其舌必现青色。世有胁痛数日辄死者，正因生痈，毒败而死。治之法，以平肝为主，而佐之泻火去毒之味，万勿因循时日，令其内溃而始救之，卒至于无功也。有胁下生疽者，在于京门、带脉之穴间，痛痒彻心，如针刺之痛，渐溃至脐者死。初肿胁不能转动，面垢，百节骨痛，痛则连心，又名传心疽。治法亦照治胁痈治之。

化肝消毒汤 岐公传。治两胁胀满，发寒发热，痛极生痈。

白芍三两　当归三两　炒栀子五钱　生甘草三钱　金银花五两
水煎服，十剂愈。

锦草汤 伯高太师传。治胁上生痈，并治肝痈。

白芍一两　当归一两　炒栀子三钱　生甘草五钱　锦地罗一两
水煎服，数剂愈。

宣郁化毒汤 岐公传。治脾郁生胁痈。

柴胡二钱　白芍一两　香附二钱　薄荷二钱　当归一两　陈皮一钱　枳壳一钱　天花粉二钱　生甘草三钱　金银花一两　水煎服，十剂愈。

金银平怒散 伯高真君传。治胁痛生痈。

金银花二两　白芍五钱　当归一两　柴胡一钱　白芥子三钱
生甘草三钱　炒栀子三钱　丹皮三钱　水煎服，一剂即消，二剂全痊。

流注发

流注发者，即子母之发也。先发于背后，流串散走于四肢，或来或去，无有一定之部位。此等疮疡，多是阳症。盖风热之毒也，如母之生子，辗转靡已。本是太阳风热所生，倘能直攻太阳，用去风去火之剂，而兼散其毒，何至流串于四肢乎？惟其因循失治，或治之不得法，使余毒未净，邪气逆传于脾，流于臀臂手足，遂成不可疗也。

帮邪遏流汤 巫彭真君传。治子母流注疮毒。

升麻一钱　当归五钱　黄芩二钱　瓜蒌二钱　金银花一两　炙甘草二钱　连翘三钱　秦艽二钱　苍耳一钱　马兰根一钱　牛膝一钱　牵牛一钱　水三碗，煎八分，半饥服，数剂自愈。

环项发

环项发者，发于颈也，环颈围项，无一空隙地完肤，甚则痛大赤黑，俗名落头疽，《灵枢》所言夭疽也。必须急泻其火。盖头颈乃手足少阳经穴，而又足阳阴之经穴也，不急泻三经之火，则火束于颈项咽喉之间，其热不能急散，则热毒必下走渊腋，将从外以入内也。及至入内，则前伤任督，内熏肺肝，发热发寒，拘倦闷乱，恐怖不食，有至十余日而即死者，可不慎乎？故必须及早治之也。

释项饮　巫彭真君传。治环项生痈疮。

白芷一钱　葛根一钱　柴胡一钱　川芎三钱　桔梗三钱　生甘草二钱　山豆根一钱　麦冬三钱　天冬三钱　紫苏一钱五分　紫花地丁五钱　天花粉三钱　蒲公英五钱　水数碗，煎一碗服。初发者，用数剂即散。必须此方早治为妙。

肾阴发

肾阴发者，发于肾囊，乃生于囊之下，粪门谷道之前，乃任督脉所起之处也，俗名囊痈。若生于阴囊左右横骨、阴廉之穴者，则名便毒。便毒易治，而囊痈最难治也。以囊之下皮肉，与他处迥别。盖凶处皮肉或横生，或直行，俱易生肌。惟悬痈之处，横肉中有直理也，直理中有横纹也，最艰合口，一有损伤，不易收功。此处生痈，虽因湿热，然皆贪色好酒以成之也。夫贪酒好色，亦人之常也，节饮戒色，安在不可收功乎？不知肾囊乃冲任脉所会之处，又诸筋所聚之处也，其囊空虚，最易凝聚气血，故易肿易大，所以艰于收功耳。症重者多胞腐，有腐烂而止存睾丸，亦有俱腐落而不死者，以用药调理之善也，方用逐邪至神丹最奇，已未溃俱可用。若八仙丹虽亦神奇，然止可用之于囊痈未溃之前，而不可施之已溃之后也。

逐邪至神丹　治便毒初起，或左或右，并治囊痈。

金银花四两　蒲公英二两　人参一两　当归二两　生甘草一两 大黄五钱　天花粉二两　水煎服，一剂即消，二剂全愈。

八仙丹　治囊痈。

大黄二钱　金银花四两　当归尾一两　玄参二两　柴胡三钱 炒栀子三钱　黄柏三钱　贝母三钱　水煎服，一剂轻，二剂全愈。若已出毒，此方不可用矣。

张真人传　治便毒方。张真人传治便毒方

大黄一两　当归一两　金银花二两　蒲公英一两　水五碗，煎八分，空腹服，一剂即消。

鬼真君传　治骑马痈初起，神效。

金银花八两，煎水两碗，入　大黄一两　车前子五钱　当归一两　牛膝三钱　地榆五钱　生甘草五钱　煎半碗，空腹服之，服即睡，睡醒病如失，不睡熟亦不妨，过一日微泻而愈。奇法也。忌房事一月。

对脐发

对脐发者，发于背下命门之穴也。命门之穴，正与脐对。

夫命门为十二经之主宰，主宰不明，则十二官危矣。况生痈疽，则命门之中无非邪火，又安有生机哉？不知命门之中，原藏真火，真火衰，而后邪火之毒始得留于内矣。然真火喜居穴中，而邪火喜发穴外。命门之外生痈疽，正邪火外出也。治之得法，转有生机，不比肾俞之生毒也。虽然邪火虽出于外，而真火非水以养之，则正火益虚，邪火未必不出于外者，仍入于内，况邪火炽盛，亦须以水折之，非大补真水，则邪火不散，邪火不散，则毒亦难消。况命门之穴，又督脉之经也，督脉亦非得肾水，则河车路断不通，真火反助邪火矣。亦看五善七恶，审症而照前论以治之也。倘出血流清水，心神恍惚，睡中见鬼，谵语，大发渴者，俱无真水之恶症也，难于治疗耳。

散火援命汤 巫彭真君传。治命门生疽。

金银花五两　豨莶五钱　熟地一两　白术一两　黄柏三钱　车前子三钱　水十碗，先煎金银花，取水四碗。先净二碗汁，煎前药一碗，空腹饮之，少顷，再将前汁二碗，又煎药渣，煎水一碗再服，一连二服。如治初发之疽，即毒散而愈。倘已溃败流清水，此方不可复用。改煎。

援命救绝汤 巫彭真君传。治命门溃痈。

人参三两　白术四两　肉桂三钱　附子一钱　山茱萸一两　北五味三钱　金银花三两　茯神三钱　水十碗，煎汁一碗服之。变善则生，变恶则死。

尻发

尻发者，《灵枢》名曰锐疽。其状赤坚，发于尾闾之间也，此穴乃督脉之经穴。夫尻乃足太阳之部分，夫肾与膀胱为水脏、水腑。肾为阴而主骨，腑为阳，而太阳之气主于肤表。此处生疽，虽是太阳膀胱之火毒起发于外，亦缘少阴水气虚耗，不能制之于内也。不能制火而督脉之路干燥，故火升于尾闾，而水不能由尾闾而上溉，故生锐疽。锐者，言其火毒之甚猛也，痛最难忍，艰于得脓，正无水之验也。宜大补肾水，而加托里之药，少益之乳香、没药，以排脓止痛，庶几有瘳乎。至于气恼色欲，尤宜戒绝，敬一犯之，轻则成漏，重则丧亡，可不慎哉！

制火润尻散 巫彭真君传。治尻上锐疽。

金银花二两　玄参二两　苦参五钱　生甘草三钱　熟地八钱　山茱萸三钱　白芥子三钱　茯苓三钱　乳香一钱　没药一钱　水煎服。

手背发附手心发

手背发者，发于中渚、液门之二穴也。二穴乃手少阳三焦经之脉，三焦无腑之形，而经脉实有形也，其脉起于关冲，而中渚、液门，即关冲之第二穴与第三穴也。是三焦既无腑，而脉即其府也。此处生疽，即近于腑之谓也，故亦至重。况手少阳又多气少血之府，无血以化脓，往往阳变为阴。初起之时，令人憎寒发热，及变阴时，或作呕吐，则可危矣。须审五善七恶，以定吉凶，治法详照篇中之论治之。至发于手心者，乃发于劳宫之间也，其经属包络。初发时，红肿高突，变成一疽，疼痛非常，昼夜无间，俗名擎疽也。多是冤孽相寻，然亦因素有火热，蕴毒于中，乘机而窃发也。然火盛由于水衰，不大料滋水，惟小剂灭火，未易救疗。用释擎汤、蕊珠汤重剂煎饮，则未溃者自消，已溃者自生肌而愈。

蕊珠汤 伯高太师传。治手背生疽。

熟地一两　生地一两　麦冬一两　甘菊花一两　金银花一两
四碗水，煎一碗服，连服四剂。未溃者自消，已溃者亦生肌
而愈。

释擎汤 岐伯天师传。治手心生擎疽。

玄参二两　生地一两　金银花二两　当归一两　紫花地丁五钱
贝母二钱　水数碗，煎八分服，渣再煎服。一剂轻，二剂痛止。
已溃者，再服四剂；未溃者，再服一剂，无不全愈。

足背发 附足跟疽[①]、足心发

足背发者，发于冲阳、陷谷、内庭之间，乃足阳明胃经之
穴也。论胃经乃多气多血之府，疽生胃经，似乎少轻。然冲阳、
陷谷、内庭，乃足阳明经穴发仞之始，其气血尚未旺也，况穴
又在足之下，而尚未升于身之上，府为气血之多，而经穴中之
气血，未可以多言也。故此处生疽。不可以多气多血论，而任
用败毒攻火之药也。初发之时，令人发热作呕，痛痒麻木，俱
宜照前论治之。大约于补之中，以行其散之功则得耳。又云：
足背者，即足跗也。足跟生疽，又名兔啮，属足太阳申脉[②]，阴
阳二跷发源之所，皆由脏腑积热也。又足心发毒者，名穿枚疽，
由于肾虚，以补肾为要。

青紫饮 巫彭真君传。治足背生痈疽。疼痛高突。

牛膝三钱　青蒿三钱　紫花地丁一两　玄参五钱　蔷薇根五钱
当归五钱　炙甘草二钱　茯苓二钱　水三碗，煎一碗，空腹，连

---

① 足跟疽：此三字原无，今据目录及此后文例补。

② 申脉：原作"车脉"，形近而误，今改。

服数剂必消。此方初起、已溃俱效。

肺痈　肺痿

肺痈者，痈生于肺叶也。其初起之时，胸膈必痛；咳嗽之时，更加痛极，手按之处，更增气急，其脉紧数，此肺痈将溃也，咽喉之间，先自闻腥臭之气，随吐脓血，其脉但数而不紧，此肺痈已溃也。夫未溃者易消，已溃者难疗，然治之得法，亦有生者。大约肺之生痈，由于肺中有火，而火成于肺气之虚也。治之法，乌可舍补肺而别求方法乎？然肺乃娇脏，药食之所不受者也。肺不能直补其气，补胃土之气，则肺金之气自旺。虽火盛则毒生，火盛则毒亦盛，似未可竟置泻火泻毒之味。然不补肺气，则肺金气怯，而火毒更不易散也。于补气之中，而行其攻散之法，则正气无伤，而火毒自难存留也。方用全肺汤内消，不令其毒结，此治未溃前之良法也。用完肺散补胃以益肺，而急救其败坏，此治已溃后之神方也。至于消风散、太乙膏，皆可同治，然总不若全肺、完肺二药之更神也。

更有久嗽之后，肺管损伤，皮肤黄瘦，毛悴色焦，咽嗌嘶哑，自汗盗汗，眠卧不得，口吐稠痰，腥臭难闻，必忍气须臾，轻轻吐出。倘少重，必大痛不已，气息奄奄，全无振兴之气，此肺痿生疮，非同肺痈也。肺痈生于火毒，治宜速；肺痿生于劳伤，治宜缓。火毒宜补中用泻，劳伤宜补中带清。故治肺痈宜大剂，治肺痿宜小剂。如养肺汤、延生汤最妙，可选择而用之也。外有生疽于胸之上者，乃紫宫、玉堂之穴也，属于任脉，不比生于肺内。然阳症易治，阴症亦有死者。治法又不可单治肺经，当合肾与肺共治之。盖任脉非肾水相滋，则火不肯散，

而毒不宜消也。肺痈生于肺之上，多不可救，按：吐痰必疼痛
欲死。胃痈亦不可救，按：但吐痰转少宽，惟重服散火解毒汤
可救也。

全肺汤 岐天师传。治肺痈。

玄参三两　生甘草五钱　金银花五两　天花粉三钱　茯苓三钱
白芍三钱　麦冬二两　水煎服，一剂痛减，再剂内消。

完肺散 岐天师传。

人参一两　玄参二两　蒲公英五钱　金银花二两　天花粉三钱
生甘草三钱　桔梗三钱　黄芩一钱　一剂脓必多，二剂后脓少，
十剂脓血止，又六剂全愈。

地罗甘桔玄冬汤 伯高太师传。治肺痈胸膈作痛，咳嗽尤
痛，手按气急。

玄参二两　麦冬二两　锦地罗一两　生甘草一两　桔梗五钱
贝母五钱　水煎服，一剂消半，二三剂全愈。

养肺去痿丹 岐天师传，治肺痿久嗽，皮肤黄瘦，毛悴色
焦，膈上作痛，气息奄奄。

金银花三钱　生甘草五分　生地二钱　麦冬三钱　紫菀五分
百部五分　百合二钱　款冬花三分　贝母三分　白薇三分　水煎
服，服二十剂而膈上痛少轻者，便有生机，再服二十剂更轻，
服五十剂全愈。

清金消毒汤 岐天师传。治肺经痈疡。

玄参一两　生甘草一两　金银花八两　当归二两　麦冬一两
白芍三钱　水煎服，二剂愈。

玄天散 南阳张真君传。治同前。

玄参八两　天门冬四两　桔梗二两　炙甘草一两　水十五碗，
煎二碗，再用蒲公英五钱、金银花五钱，饱食后服之，初起者

即消，日久者即化毒生肌。凡人生肺痈者，初起之时，咳而两胁疼痛者，是即宜速用此方，神效。

肠痈

肠痈者，痈生于大小肠也。其症口渴，小便如淋，时时汗出，小腹痛，一定而不移，手皆不可按，恶寒，身皮错，腹皮急如肿。此痈生于大小肠，所同然也，吾何以辨之乎？屈右足者，大肠痈也；屈左足者，小肠痈也。世谓大肠之痈易治，小肠之痈难医。然而，大肠之痈，可泻其火从糟粕而出；小肠之痈，可泄其火从溲溺而泄也。虽然大小肠生痈，亦有不屈足者，盖生于肠内者，必屈其足，而生于肠外者，皆不屈足也。痛在左而左不移，小肠生痈也；痛在右而右不移，大肠生痈也，以此辨症，断断不爽。惟是肠内生痈，可听其溃破，而肠外生痈，必不可使之溃破者，以肠外无可出之路，一溃破出脓，脓将何往？毒留在腹，无不死者。故治法必须亟消之，万有可因循失治，至溃破而始治之，以丧人性命耳。

清肠汤 治大肠生痈，手不可按，左足屈而不伸。

金银花三两　当归二两　地榆一两　麦冬一两　玄参一两生甘草三钱　薏仁五钱　黄芩二钱　水煎服，四剂全消。

开胃救亡汤 治大肠生痈，右足不伸，腹痛，便脓血，肛门如刀之割，此肠溃也。

人参一两　金银花二两　山药一两　生甘草三钱　薏仁一两玄参一两　白术一两　山羊血研末，一钱　水煎调服，十剂愈。

泄毒至神汤 治小肠生痈，左足不伸，痛不可忍。

金银花一两　茯苓一两　薏仁一两　生甘草三钱　车前子三钱

刘寄奴三钱　泽泻三钱　肉桂一分　水煎服，六剂愈。

内化丹　治小肠生痈，足不屈而痛在左，不可手按。

金银花四两　当归二两　车前子五钱　生甘草三钱　茯苓一两
薏仁一两　水煎服，十剂愈。

三真汤　仲景张真君传。治大小肠痈，俱神效。

地榆一斤　水十碗，煎三碗，再用生甘草二两、金银花一
两，同煎一碗服，一剂服完则消，不须两服也。

救肠败毒至圣丹　岐天师传。治大小肠痈。

金银花八两，煎水二碗　当归三两　地榆一两　薏仁五钱　水
十余碗，煎二碗，同金银花分作二服，上午一服，临睡一服，
二剂愈。肠痈必须内消，而火邪甚急而甚大，非杯水可救，必
须大剂始效。然大剂败毒，恐伤元气，惟金银花败毒而又补阴，
故可重用也，若少少用之，反无效矣。

花草汤　雷真君传。治痈疽初起。

生甘草五钱　金银花三两　当归一两　玄参五钱　天花粉三钱
白矾一钱　附子一片　水煎服，初起者，一剂即消，肿起者，二
剂即消。

又方　孙真君方。治背痈初起，兼治各痈。

白矾一两　金银花三两　水煎服，一剂即消。

臀痈

臀之上乃足太阳膀胱之所属也。本经多血少气，而臀上尤
气之难周到者也，故不生痈则已，一生痈则肉必大疼，以气少
不及运动耳。故初起即宜用补气以生血，而佐之化毒去火之品，
痈自易散。倘不补其气，而专攻火毒，则气虚而血耗，火毒虽

去，而肌肉内空，转难收也。倘痈少向胯骨之间，近于环跳、承扶之穴者，又足少阳之部位也。足少阳为少血多气之府，又与足太阳相反，然补中用攻，则二经相同。兼补气血而佐之化毒去火，未尝不共建奇功也。

木莲散痈汤 巫真君传。治臀痈神效。

生黄芪五钱　当归五钱　木莲三个　豨莶一钱　苍耳子一钱　紫花地丁五钱　生地三钱　玄参三钱　牵牛一钱　柴胡一钱　赤芍二钱　水煎服，服二剂即散。如已溃者，此方不可服，照背痈方法治之。

卷 七

骨痈

痈生之后，其口不收，腐烂之中，忽长一骨，疼痛难熬，俗以为多骨痈也，谁知乃湿热之毒所化乎。夫多骨之痈，随处能生，不止长强之穴也。其先起于过飧水果生冷之物，其终成于因循失治，使湿壅而添热，热盛而化骨。往往有一二年而不愈，常落骨一片，或一细骨，或有蛀蚀之眼，或三五月落骨一片，以铁铗取出，而口仍不生肉，已而又生骨，终朝呼号，望其痊可，杳无期也。此其故何欤？盖止知外治，而不知内治也。外治难化而内治易化者，以多骨之痈疽，无形之所化也，非肉中真有骨在，乃似骨而非骨耳。真骨非内治可化，似骨而非骨，骨治又何难化乎？内用五神汤，或九转神丹，利其湿热而又不耗其气血，不必化骨而骨自化。倘必欲奏功甚速，外用飞过密陀僧，桐油调膏摊贴，亦相得益彰，而最效尤捷也。

五神汤 统治多骨痈。

茯苓一两　车前子一两　金银花三两　牛膝五钱　紫花地丁一两　水煎服，六剂骨消，再服十剂愈。

九转神丹 治多骨痈。

白矾二钱　茯苓一两　车前子五钱　黄柏三钱　紫花地丁五钱
连翘三钱　牛蒡子三钱　穿山甲一片　草薢五钱　水煎服，四剂
骨消，再用加味^①四君子汤调理。

加味四君子汤

人参五钱　茯苓一两　生甘草二钱　金银花一两　牛膝五钱
炒白术一两　水煎服。

腰痈

腰痈者，发于软肋下近腰带脉，乃玉枢、维道之穴也，属
足少阳之经。初长之时，疼痛呼号，似乎阳症，然而腰肾乃至
阴之发，未可作阳症治之。此症本生于过忍其精，欲泄不泄，
以酿成火毒，似乎纯阴之症也。但火发毒成，则阴中有阳矣，
未可以纯阴法治之，法宜阴阳并治为佳。倘不补阴而单治火毒，
则肾气愈伤，而火毒难化。即补阴而不补阳，则阴无阳不生，
火毒且深藏于肾宫，而不得外泄矣。惟合补阴阳，庶免偏胜之
虞，而有解纷之妙也。

两治汤　治腰眼生疽，疼痛呼号，毋论阳症、阴症，俱
神效。

白术一两　杜仲一两　当归一两　金银花三两　防己一钱
豨莶草三钱　水煎服。

九灵汤　治腰^②痈。

熟地二两　山茱萸一两　白术二两　防己一钱　紫花地丁一两
荆芥炒黑，三钱　生地五钱　丹皮五钱　生甘草三钱　水煎服，一

---

① 味：原无，今据此下方名补。

② 腰：原作臁，形近而误，今改。

剂轻，四剂全愈。

臂痈

两臂生痈，乃肩贞、臑俞之穴也。其经属手太阳小肠，似非阴之部位，较颈、对口、背上少轻。然治之不得法，亦能杀人，故亦宜辨其阴阳也。痛而高突者，阳也；痒而平颇者，阴也。阳用三星汤，阴用消痈还阳汤。不可谓手足非腹心之疾，但有阳症，而无阴症也。手主动，动处而生阴疽，则动变为静矣。动变为静，即阳趋于阴矣，阳趋于阴，非生近于死乎？虽《内经》云：汗之则疮止。手臂生痈，似可发汗，使毒从汗出而散也。然阳痈可以汗散，而阴痈必须补散也，故吾特表而出之。

消痈还阳丹 治两臂生痈，变成阴疽。

人参三钱　白术一两　甘草三钱　天花粉三钱　生黄芪一两金银花二两　肉桂一钱　当归五钱　乳香末一钱　水煎调服，一剂痒变痛，二剂痛如失，三剂全消。

转功汤 治臂痈。

黄芪二两　当归一两　生甘草三钱　肉桂二钱　白术一两远志五钱　紫花地丁五钱　贝母三钱　水煎服，一剂而疮口反痛，二剂而痛轻，三剂长肉，又用二剂全愈。

膝痈

膝之上不能生痈，膝痈者，生于膝之内外也。膝之内外，经穴各别。膝外生痈者，乃阳关、阳陵泉之穴也，是足少阳胆经之部位，名曰托疽。膝内生痈者，乃血海、阴陵泉之穴也，是足太阴脾经之部位也。二经虽分，而多气少血则彼此同之。总以补血为主，而佐之补气以败毒，则血旺而毒易散也。倘一味泻火，反伤气血，何能建功收口乎？盖膝乃至动之处，又骨节之枢纽也，气血旺而后能行动，可置气血于不治乎？吾所以殷殷致戒也。大约肿焮作痛，半月有脓黄白者可治，不痛或出鲜血者死，出脓青黑及长出头渐多者，或无定处者不治。

全生散 治膝痈不论内外，神效。

生黄芪四钱　当归一两　金银花一两　茯苓三钱　薏仁五钱牛膝三钱　地榆一钱　白术三钱　草薢三钱　天南星一钱　生地黄五钱　水数碗，煎一碗，空腹服之。不论已溃未溃俱效。倘是阴症，本方加肉桂一钱，去地榆，多加熟地。

腋痈附马刀挟瘿

腋痈者，发于腋下天池之穴也。天池属手厥阴心包络，是经多血少气。此处发生痈疽，令人寒热大痛，掌热臂急[1]，面赤，俗名挟痈，以手臂挟痈毒而称之也。《灵枢》谓：坚赤者，名曰米疽。可浅刺之，使火毒之外泄也。以其火毒之气不深，在于皮肤之间，故可外刺之而瘥也。若因循养痈，其势日大，恐火毒入脏，必至难治。入脏者，入于肝脾之二经也。肝经血滞，脾经气凝，非补气血而佐之内疏外托之味，未易奏功耳。若坚而不溃者，为马刀挟瘿，亦须急治，则毒能消化。否则，年深日久，一发而不可疗也。

金钱鼠粘汤 巫彭真君传。治腋痈、挟痈效甚。

---

① 臂急：原作"擘急"，义晦，擘乃臂之误，今改。

鼠粘子一钱　黄连二钱　当归一两　生甘草三钱　天花粉三钱　柴胡一钱五分　连翘二钱　红花一钱　玄参三钱　白芍三钱　金银花一两　水煎服，初起之时，二剂全消，无令其日久溃败也。若已溃败，此方不可服，当看阴阳治之。

消坚汤　巫彭真君传。治马刀挟瘿疮。

当归五钱　白芍五钱　金银花五钱　蒲公英五钱　柴胡二钱　天花粉三钱　炙甘草一钱　全蝎三个，研末　桔梗一钱五分　鼠粘子一钱五分　水煎汁一碗，调全蝎末服，十剂全消。如尚未破，四服可消。如日久未破，本方加附子三分，连服数剂亦消。

乳痈

乳肿最大者，名曰乳发；肿而差小者，名曰乳痈；初发之时即有疮头，名曰乳疽。以上三症，皆令人憎①寒壮热，恶心作呕者也。受孕未产而肿痛者，名曰乳吹；已产儿而乳肿痛者，名曰奶吹。三症皆宜急散，迟则必至出脓，转难愈也。老妇郁结，乳中有核不消，天阴作痛，名曰乳核。妇人无子，爱养螟蛉，强将双乳与儿吮咂，久则成疮腐烂，乳头状似莲蓬，名曰乳疳。无故双乳坚硬如石，数月不溃，时常疼痛，名曰乳岩。乳上赤肿，围圆无头，名曰乳疖。以上乳症，约有十种，大抵皆阳症也，不比他痈有阴有阳，不必别分阴阳以定治法，但当别先后为虚实耳。盖乳痈初起多邪实，久经溃烂为正虚。然补中散邪，实乃万全之道也。按，乳房属足阳明胃经，乳头属足厥阴肝经，况生乳痈，则阳明之经未必能多气多血，厥阴之经未必不少气

---

① 憎：原作"增"，字之误，今改。

血也。不补二经之气血，乳痈断不能痊。不可谓是阳而非阴，一味止消火毒，致肌不能生，筋不能续耳。

和乳汤 治上生痈，初起发寒热，先痛后肿。

贝母三钱　天花粉三钱　蒲公英一两　当归一两　生甘草二钱穿山甲一片，为末　煎服，一剂即消。

消化汤 治乳房作痛生痈。

金银花二两　紫背天葵五钱　天花粉三钱　当归一两　生甘草三钱　通草一钱　水煎服，一剂即消。

化岩汤 治乳痈已愈，因不慎房事，复行溃烂，变成乳岩，现成无数小疮口，似管非管，如漏非漏，状若蜂窠，肉向外生等症。

人参一两　白术二两　黄芪一两　当归一两　忍冬藤一两茜根二钱　白芥子二钱　茯苓三钱　水煎服，四剂肉生脓尽，十剂全愈。

箕门痈

箕门痈生在大腿股内冲门之下、血海穴之上也。此处属足太阴脾经，乃湿热之毒所生。是经多气少血，宜内托，黄芪柴胡汤，加苍术、防己等味治之，外宜敷贴，随症施治，无难奏功。若不慎疾，一犯房劳，则变为阴毒，便宜温补法疗之耳。若生于箕门穴之上，乃冲门穴也，名曰勇疽，赤肿作硬，八日得溃，可刺。如脓黄白色者，乃阳疽也，可治其疮孔如鸡子大者，俗称鱼口，有单有双，年久不收口，是阳变阴矣，非大补不可。

蒲柴饮 巫真君传。治箕门痈、勇疽，神效。

柴胡二钱 丹皮三钱 苍术二钱 茯苓三钱 白术五钱 白芍药五钱 蒲公英五钱 天花粉三钱 远志一钱 黄芩一钱 水煎服，三剂即消。若已溃者，去黄芩，加黄芪五钱、当归五钱治之，亦神效。

眉疽

眉疽生于眉间，在阳白二穴之分，从眉至额，赤肿焮高。阳白本属胆经，然胆与肝为表里，胆病而肝亦病，未有胆藏火毒而不遗害于肝者也。胆经多气少血，肝经多血少气，二经有火毒，必铄干气血，故宜气血兼治也。坚硬如石者可刺，刺之无脓，黄水自出，痛甚，闷乱吐逆者，阳毒兼阴也，治之渐减者生，甚者死。女子七日即死，男子二十四日死。又曰：眉疽或生于两眉左右，或生于眉心，即攻入眼，或下入太阳，属足太阳膀胱之经，然戊属肝胆为是，最忌无脓吐逆也。

肝胆两擂汤 巫彭真君传。治眉疽神效。

龙胆草二钱 柴胡一钱 当归五钱 金银花一两 炙甘草二钱 甘菊二钱 半夏一钱五分 白芍五钱 丹皮三钱 黄葵花一钱五分 白蒺藜二钱 水煎服。一生眉疽速治，数剂即消，久则无效矣。

蠹疽

蠹疽者，疽生于缺盆之穴也。缺盆属足阳明胃经也，胃乃多血多气之腑。缺盆生疽，阳症居多，苟不慎疾，不戒恼怒，不断房劳，必变阴症，不可信为阳症，而妄用消火败毒之药也，俗名历发疽。十日可刺，刺之有脓者，阳疽也；刺之无脓者，

洞天奥旨 卷七

阴疽也，俗称之曰石疽。言其如石之坚，刺之不应也。更有一头未已，再生四五头，子母大小不等，又名历疮，其势虽轻，其毒更重，生至心者死，倘有白脓赤肿，疮不黑陷，饮食知味者生，治法总不外补以化毒也。

消蛊汤 巫彭真君传。治蛊疽。

金银花一两　蒲公英五钱　人参一钱　生甘草三钱　玄参五钱
青蒿五钱　天花粉三钱　葛根一钱　生地三钱　水煎一碗服。初起者，二剂即消，宜断欲戒怒，否则祸生不测。

手足指疮附脱疽

手足指生疮，有生于指尖之旁也，名曰敦疽。有生于手足指上丫者，名曰伏鼠疽。大约高肿而痛，乃阳症；平肿而痒，乃阴症也。阳症必有脓，阴症必无脓也。有脓者，刺之而愈；无脓者，刺之而转重也。无脓而色红者生，无脓而色黑者死，正不必黑过节也。有一种黑过节者，生在手足之指上，名曰脱疽，言必须去其指也。此症多得之膏粱之客，而又用丹石房术之药，或噙舌下，或纳脐中，或涂阴户，或擦阳器，淫火猖狂，烁干骨髓，日积月累，乃发为此疽。夫脚乃四余之末，宜毒之所不至，谁知毒所不到之处，而毒聚不散，出于指甲之间，其毒更凶，较寻常之处尤甚十倍也。然则治之半，必以割其指为上乎？而亦不尽然也。人身气血，周流于上下，则毒气断不聚结于一处，火毒聚于一处者，亦乘气血之亏也。脱疽之生，正四余之末气血不能周到也，非虚而何？大补气血，益之泻毒之品，往往奏功如响，何必割指始能存活乎？诸方既无痛楚之伤，而又获生全之妙，愿人信心用之耳。

消湿散火汤 巫彭真君传。治敦疽、鼠伏疽阳症，神效。

生甘草二钱 地榆二钱 茯苓三钱 蓝汁二钱，如无汁，用青黛二钱代之 马齿苋三钱 红花二钱 蒲公英五钱 白术三钱 天花粉三钱 车前子三钱 水煎汁一碗，服即消，阴疽阳疽俱可治。

顾步汤 岐天师传。治脱疽，脚趾头忽先发痒，已而作痛，趾甲现黑，第二三日连脚俱青黑者，黑至脚上，过胫即死，急服此方可救。

牛膝一两 金钗石斛一两 金银花三两 人参三钱 黄芪一两 当归一两 水数碗，煎服，一剂而黑色解，二剂而疼痛止，三剂全愈。若已溃烂，多服数剂亦可救。

六丁饮 伯高太师真君传。治脚趾生疽。

紫花地丁一两 甘菊花一两 生甘草五钱 牛膝一两 天花粉三钱 水煎服，二剂全愈。若已破烂，多服为妙。

筋疽 痨疽 啮疽

筋疽生于两足后跟，乃昆仑之穴也。痨疽生于足小趾后，乃京骨、金门之穴也。生于昆仑之后，又名足疽。皆属足太阳膀胱之经，是经多血少气。痨疽五六日得溃，有脓黄白色不多者安，如黑色痒甚者难治，以其变阴也。筋疽初起三五日，如虫蚀过，久则生虫，经年不瘥，一名曲疽，又名冷疽，皆阴疮也。用大补气血之药，益之去湿化毒之品，亦有生者，然不能责其近功也。足疽又名啮疽，如初起赤肿有头可刺，乃阳症也，刺之有脓黄白者易瘥；如初起便破，黑烂，即是阴症，最重，久则足堕落，急宜治之，否则不能生也。

二紫蒲公汤　巫彭真君传。治筋疽、瘰疽、足疽之阳症者，神效。

茯苓三钱　薏仁一两　紫花地丁五钱　牛膝三钱　蒲公英五钱　贝母二钱　紫背天葵三钱　当归五钱　生甘草二钱　水煎服，初起者，三剂即愈。

萆薢金银散　巫彭真君传。治筋疽、瘰疽、足疽之阴症黑烂者。

黄芪五钱　当归五钱　金银花一两　豨莶草三钱　草薢五钱　茯苓三钱　肉桂一钱　水煎，急服之，亦能生。

中庭疽　井疽

中庭疽生于乳之中央，在膻中之下也。井疽生于鸠尾之穴，又在中庭之下也。二穴皆属任脉之经，任脉乃奇经八脉之一也。任脉发于会阴，而二穴又逼近心与包络。此心与包络之火炎烧，而肾水不足以济之，故久而生疽也。状如大豆，亟宜内托，三四日间若不早治，十日必死，外发出者易痊，内发入者伤膜，主死。

薜荔散　巫彭真君传。治中庭疽、井疽，神效。

人参二钱　茯苓四钱　白果十个　蒲公英五钱　薜荔①藤一两　天花粉三钱　山药四钱　黑芝麻三钱　生甘草二钱　连翘二钱　水数碗，煎一碗服。二疽必须急服则易散，毒轻者，二剂即散，重者，四剂始散也。

---

① 荔：原作"薜"，涉上而误，据聚贤堂本、纬文堂本、江东书局本改。

合阳疽

合阳疽生于腘内委中之下、承筋之上，乃合阳之穴也。合阳属足太阳膀胱之经，因感湿热，蕴结成毒，久而生疽也。初宜托里、除湿、清热，以发其汗，使毒从汗出也。若已成形，发汗又非所宜，当排脓止痛，以生新肉也。

二金泻热肠　巫彭真君传。治腘上生疽。

金钗石斛三钱　茯苓五钱　泽泻二钱　白术二钱　车前子二钱　牛膝一钱　金银花二两　黄柏二钱　生甘草二钱　贝母二钱　防己五分　水数碗，煎一碗，空腹服，数剂愈。

卷 八

疔疮

疔疮之生，膏粱人居其半，皆因营卫过滞，火毒外发也，非独节候寒温之失令，肃杀瞬息之违和得之，故所生之处，无一定之部位。其症颇多，古今称名不一，孙真人分一十五种，李东垣分二十三种，申《启玄》分三十四种，其实华元化分五种尽之矣。五种者，分五脏也。称名多者，乃象形而名之也。名多反无一定治法，不若遵元化五疔为要。大凡疔形色赤者，心疔也；色白者，肺疔也；色青紫者，肝疔也；色黄者，脾疔也；色黑者，肾疔也。以五色辨五脏，以五脏别五疔，以五疔分治疗，又何误乎？虽然各疔之形色病状，亦不可不细晰之也。如心疔者，俗名火焰疔，生于心脏之俞、募、经、井之端，或生于唇口、手之小指掌中。初生一点红黄小泡，振动痒痛非常，左右肢体麻木，重则发寒发热，心烦意乱，头晕眼花，睡卧不安，言语昏聩，小便短少，面红口渴，舌上有珠，此乃发于心经之病也。如肝疔者，俗名紫燕疔，生于肝脏部位、足大趾之端、胁肋之次、筋骨之间，初生便作青紫之泡，次日破流血水，三日后串筋烂骨，疼痛苦楚，重则眼红目眛，指甲纯青，寒热交作，头项皆痛，口苦胁疼，小便艰涩，舌强神昏，睡语惊惕，此乃发于肝经之病也。如脾疔者，俗名黄鼓疔，生于脾脏之部位，或生于口角腮颧，眼胞上下及太阳正面之处，初生黄泡，光亮明润，四边红赤，缠绕不散，或麻或痒，绷急硬强，其症不食，寒热交作，重则恶心呕吐，肢体木痛，烦闷不哕，此乃发于脾经之病也。如肺疔者，俗名白刃疔，生于肺之部位经络，手之大指，初生白泡，顶硬根突，破流脂水，痒痛难熬，易腐易陷，其症发热咳嗽，重则腮损咽焦，毛耸肌热，口吐浓痰，鼻掀气急，此乃发于肺经之病也。如肾疔者，俗名黑靥疔，多生于肾经部络，或耳窍，胸腹腰肾偏僻之间，或生于足之小趾涌泉等穴，初生黑斑紫泡，毒串皮肤，渐攻肌肉，顽硬如石，痛入骨髓，其症寒热不常，日轻夜重，面色夎黑，重则手足青紫，惊悸沉困，软陷孔深，目睛透露，此乃发于肾经之病也。故见色之黑者，即知为肾疔，治肾而加解毒去火之味；见色之黄者，即知为脾疔，治脾而加解毒去火之味；见色之白者，即知为肺疔，治肺而加解毒去火之味；见色之青紫者，即知为肝疔，治肝而加解毒去火之味；见色之红赤者，即知为心疔，治心而加解毒去火之味，何疔之不易散哉？犹虑五疔之色未可尽据，更将各疔之名开列于后，以便世人之辨症云。

麻子疔　其状肉起，头如黍麦之多，色稍黑，四边微赤，多痒，此亦肾疔也。

石疔　其状皮肉相坚，色如黑豆，甚硬，刺之不入，微痛，忌针砭，亦肾疔也。

雄疔　其状疱黑，四畔仰，疱浆起，有水出，色黄，大如钱孔，形项高突，亦肾疔也。

雌疔　其状稍黄，向里靥，亦似灸疮，四面疱浆起，心凹，色赤，如钱孔之形，此脾疔也。

火疔　其形如汤火烧烫，疮头黑黡，四边有烟浆，又如赤粟米状，忌灸烙，此心疔也。

烂疔　其形色稍黑，有白斑，疮溃流脓，有大小如匙面，此亦肾疔也。

蛇头疔　又名蛇眼疔。其形头如蛇头，有二目似蛇眼，大痛，苦甚，多生手足指头上，宜取去其眼系，而后上药，亦肾疔也。

盐肤疔　其状如匙面，四边皆赤，有黑粟粒，忌食盐，此心疔也。

水洗疔　其状如钱形，有孔，疮头白，里黑黡汁出，中间硬，忌饮水及水洗，此肺疔也。

刀疮疔　其状阔狭如薤叶大，长一寸，左侧肉黑如烧烙，忌针刺、刀割，宜药治之，此亦肾疔也。

浮沤疔　其状曲圆，少许不合，长而狭，如薤叶大，内黑外黄，黑处刺之不痛，黄处则痛，此亦肾疔也。

牛拘疔　其状肉色疱起，掐不破，无忌，纵不治，亦不杀人，此乃脾疔也，乃之最轻者。

猪疔　其形圆而小，疮口内有油，忌食猪肉，此肝疔也。

牛疔　其形圆，疮口内无油，疱起掐之不破，发寒发热，忌食牛肉，此肺疔也。

狗疔　其形长而带尖，色赤发寒热，忌食犬肉，此心疔也。

羊疔　其形长而色白，有寒热，忌羊肉，此肺疔也。

驴马疔　其形三角，顶上有黑点，根脚赤色，凸顶，有寒热，忌食驴马肉，此亦肾疔也。

瓜藤疔　不计其数，其形圆长如瓜形，因食瓜毒而生，忌食瓜，亦肾疗也。

豆腐疗　其状白疱，三日内顶陷，因食豆腐，内有人汗所生，面筋亦然，此肺疗也。

气疗　其形或大或小，疱白，如有气于内，因感怒恚之气而生，忌气怒，此亦肺疗。盖肺中有毒，以制肝木也。

鬼疗　其形亦大小不一，色青，因中邪毒之气而生，异于诸疗，此气疗，夜甚，令人言如见鬼状，此肝疗也。

红丝疗　其形缕缕如丝线，周身缠扰，如手足上，则入心即死。宜松针刺去血，忌食热物，此心疗也。

内疗　言其疗生于内，脏腑上，胫里面，喉口内，与外疗更不同，尤为利害，此五脏之疗也。

蒲桃疗　其形黑而兼紫，如水晶光亮，故名之。疱内黑血毒水宜去之，此亦肾疗也。

杨梅疗　其形黑紫，如熏梅状。如遍体有梅疮，内有一二疗疮，则遍身梅疮皆不发矣。须针刺，其毒外泄，而梅疮始不陷内，此亦肾疗也。

鱼脐疗　其形如鱼肚脐之状，多生胳膊肚、小腿肚上，乃手足太阳经分，此肺疗也。

痘疗　有小大之不同，出痘之时，忽生此小疗，则遍身痘疮皆不起发，看其色之何如，以分五脏之疗也。

蜈蚣疗　其形长如蜈蚣，亦有头足，发寒发热。虽因食蜈蚣所游之馔而得之，亦火毒在肺之故耳。治肺而加解毒去火之味，外用雄黄锭子，或蜓蚰涂之，则自安然矣。

满天星疗　其形黑浮，起如黑豆，四畔起赤色，今日生一颗，明日生二颗，一日增至三十六，不再生，此亦肾疗也。其毒最横，其疗最凶，必须早治。若生至三十六数，虽有仙丹，亦无可如何也。

以上各疗，皆忌房事。倘一犯之，轻变重，重变死矣。

拔疗散　岐天师传。统治诸疗。

紫花地丁一两　甘菊花一两　水煎服，六剂全愈。

慈菇汤　巫彭真君传。统治诸疗，神效。

山慈菇二钱　苍耳子三钱　当归一两　白芷二钱　王不留行三钱　天花粉三钱　水二碗，煎水一碗，加酒一杯再煎，共一杯服之，必出汗而愈。

散疗汤　伯高太师传。治诸样疗疮。

紫花地丁一两　连翘三钱　夏枯草一两　水煎服，一剂即消，二剂全愈。

仙菊饮　巫彭真君传。治疗疮痛甚，无论各疗，治之皆验。

菊花根叶共用二两　生甘草为末三钱　将菊花根叶捣汁，取白布绞汁，再用滚水冲在菊花根内，仍用布沥出汁，调生甘草末饮之，入口即愈。

桑花饮　巫彭真君传。治各疗神效。

干桑叶五钱　生甘草三钱　瓜蒌二钱　当归五钱　榆树皮二钱荆芥二钱　紫花地丁五钱　水煎汁一碗，饥服，服后饮酒，微醉即散。

二仙散　管勾传。外治一切疗肿恶疮。

生矾　黄丹等分　临时以三棱针刺血，待尽敷之，不过三上决愈。

山海丹　太仓公传。专治疗疮恶疮。

海马一对，酒炙黄　穿山甲土炒，三钱　水银一钱　雄黄三钱儿茶三钱　麝香一分　黄柏五钱　为末，同水再研，不见水银星为度。遇疮生处，将药井水调涂，即出毒，神效。

秋叶散　岐天师传。治疔毒初起。

丝瓜叶十片　明矾二钱　雄黄二钱　先将丝瓜叶捣极烂，取汁调二味药末，以鹅翎敷疔疮上，随干随润，一日即消。

葱矾丸　《卫生宝鉴》。治各疔肿毒。

雪白矾石取末，五钱　葱白煨熟，捣和成丸用　当归五钱　干菊花五钱　煎汤送丸五钱　即愈。孕妇不可服。

掰回散　专治疔毒，起死回生。

乳香一钱，生研　胆矾一钱，生研　儿茶一钱　冰片一钱　麝香一钱　龙骨一钱　共为细末，瓷器盛之。遇疔疮初起，挑破头，将末入些须，即解。

防丁散　治疔疮势不甚横者，即消。

防风一钱　生甘草八分　金银花一钱五分　连翘一钱　紫花地丁一钱五分　天花粉一钱　生地二钱　玄参一钱　赤芍五分　水二碗，煎八分，温服。

化疔汤

生荠簌三两　生甘草三钱　水煎服一碗，顿服之，三剂全愈。

《集简》方　治疔疮肿毒。

端午采豨莶草日干，为末，每服半两，热酒调下，汗出即愈，极有效验。

又方　治疔肿初起。

王不留行子为末，五钱　蟾酥三分，为末　水丸如黍米大，每三丸，酒下，汗出即愈。

蒺藜散　治一切疔毒。

蒺藜子一升，熬捣，以醋和，封头上，拔根。载《外台秘要》。

骨羡疮

骨羡疮生于神堂二穴，或膈关、膈俞之穴上也。虽穴属太阳膀胱之经。似乎阳经之病，然而，此疮不发则已，发则未有不痒者也。夫疮之痛乃毒发于阳，疮之痒乃毒发于阴也，痒之极者，阴之极矣。骨羡疮之痒，正患其痒之极也，痒极则可忍，必抓搔而少已，而无如愈搔而愈痒，愈痒而愈搔[①]，抓搔不已，必至皮肉损破，久而抓搔，乃见骨矣。此疮虽是阴虚而生，亦生于祟也。祟之来也，原非无故，大约乃冤家债主耳，急为祈祷，庶几易救。但既已祈祷，而无神方治之，恐亦难痊也。我有仙传之方，不忍秘隐，公传万世，以救之也。

救祟汤 巫彭真君传。治骨羡阴疮。

人参五钱　黄芪一两　当归一两　金银花二两　茯苓三钱　贝母三钱　草乌一钱　水数碗，煎一碗半，饥服，服数剂即不痒而渐愈。

骨毒滞疮

骨毒滞疮，生于两腿之内，箕门之穴也。腿上箕门之穴，原属足太阴脾经也。脾旺则气血流通，虽有火毒，必然易散，即或不散，而生疮亦必轻而易愈。大约轻者必痛，重者必痒。如生疮不痛而发痒，必难治也，一名腿发。十二日可刺，如脓黄赤色可治，清稀腐臭者不治。其疮赤白色，是毒发于骨，本

---

① 愈痒而愈搔：原作"愈搔而愈痒"，乃涉上误叠，今据聚贤堂本、纬文堂本、江东书局本改。

是难治之症，倘毒发于外，十日之内未脓必死。

完足汤 巫彭真君传。治骨毒滞疮。

白术一两　当归一两　金银花二两　牛膝五钱　贝母三钱　水数碗，煎一碗服，连服数剂无脓，有脓可以不死。

骨痿疮

骨痿疮生于两胯骨之上，乃环跳之间也。先小后大，筋骨俱疼，楹开流水，水尽则死。如胯相对并有疮肿者，十无一生。勿谓疮不若痈，即可轻视之也。此处生疮，左右俱难侧卧，用大马屁勃垫睡，不令磨着，内服补中益气药治之。

补中益气汤 祖传。治骨痿疮，生于腿上胯骨间。

人参五钱　白术一两　生黄芪一两　当归五钱　柴胡一钱　升麻五分　陈皮一钱　生甘草二钱　半夏二钱　茯苓三钱　水煎服。数剂愈。

加味参芪汤 祖传，治脚腿生疽，或忽然肿起一块不痛者，并治各疮。

黄芪一两　人参五钱　荆芥三钱　当归五钱　天花粉三钱　附子三分　生甘草一钱　牛膝三钱　金银花一两　水煎服，多服自愈。

陈肝疮

陈肝疮，即蚤疽也。生于左右臂上三五处，如疖毒肿痛，痛不可忍，擦挨难忍。如有头，二七可刺，刺之有脓者生；刺而无脓，身热虚硬，面赤者，二八日便有归阴者；痒甚者，一月后死。然大补气血，亦有变死为生者矣，未可信是死症，而听其必死也。

加味参芪汤 祖传。治两臂生陈肝疮，神效。

黄芪一两 人参五钱 荆芥三钱 当归五钱 天花粉三钱 附子三分 牛膝三钱 金银花一两 白芍药五钱 白术五钱 水煎服数剂，亦不至死。

赤炎疮

赤炎疮，遍身有赤点子，乃手太阴肺经受风热而生者也。肺主皮毛，肺经气有余而血不足，风热在肺，难于抒泄，无血以润之，故留恋于皮毛而不散矣，又名赤炎风。因肺热而心火又侵，则火以助火，血愈耗矣，血耗则肺气更热，此赤点所以更现，或有或无，久而不愈，变为疠风者有之，故治法必须消风退热，而疮自愈也。

润肺化炎汤 巫彭真君传。治赤炎风疮。

桔梗三钱 桑白皮三钱 炙甘草二钱 黄芩二钱 玄参五钱 麦冬三钱 天门冬三钱 贝母二钱 陈皮五分 生地三钱 升麻一钱 水二碗，煎八分，食后服，数剂自消。倘左寸脉旺大，乃心火也，本方去黄芩，换黄连一钱可也，亦服数剂自愈。

血胤疮

血胤疮，生胁肋渊腋之间也。此处本是足少阳胆经所属，胆经属木，木气若舒，何至生此疮乎。胆木之气不舒，则木难摅泄，多生此疮。论理妇女郁多，男子郁少，男之郁易解，女之郁难开。故男生此疮易于散，女生此疮难于痊。往往有结结成腋痈，数年不化，忽至肿突崩溃，流黑水而死矣。所以此疮必须将忧愁顿释，后服药饵为妙。盖疮虽成于胆经之郁，然胆郁则肝亦郁矣，肝胆同郁，则肝胆同病也。夫肝之气最宜通达，而不宜闭塞，肝气闭塞，则肝血必至腾越，肿突崩溃，非气之通达，乃血之溃坏也。是以治此疮，必当先用舒胆舒肝之药，而佐之生血生气之品，则肝胆相宜，而郁结自散，疮亦愈矣。苟不知治法，而妄用败毒之剂，则疮必现于肉中，隐然作痛，或忽长大至胸，发于期门而成腋痈矣，可不慎哉！

解郁散毒汤 巫彭真君传，治血胤疮、腋痈神效。

白芍四钱　白芥子三钱　香附二钱　郁金二钱　柴胡一钱五分　茯苓二钱　蒲公英三钱　陈皮五分　生甘草一钱　白矾一钱　当归三钱　野菊花根二钱　薏苡仁三钱　乳香末一钱　水数碗，煎一碗，连服八剂自化。如已溃者，本方倍加当归，少加附子二分，去郁金、野菊花、白矾，加黄芪三钱、白术五钱，多服自愈。

天疱疮

天疱疮，生于头面、遍身手足之间，乃毒结于皮毛，而不入于营卫。论理尚轻，然治之不得法，疼痛难忍，不啻如火烙炎烧矣。此疮乃肺气虚，而火毒结于肺本，是暑热湿蒸之气，因肺气虚而犯之也。其症燎浆白疱，皮破赤黏，小儿生于夏日居多。故治法必须用解暑散火之药。然单散火而不补肺，则火不能去，而气益虚，疮难速愈矣。补气而佐之解暑，则火毒自消，而疮亦易愈。外用丝瓜叶捣烂，调定粉敷之，尤易奏功也。

香薷补气饮 内治天疱疮。

香薷一钱 天花粉一钱 生黄芪一钱 白术二钱 炙甘草一钱
黄芩一钱 茯苓二钱 人参五分 厚朴五分 麦冬二钱 陈皮三分
桔梗一钱五分 水煎服，数剂愈。

定粉散

定粉五钱，火煅为末 丝瓜叶捣汁半茶钟 轻粉五分，为末
雄黄三钱 将定粉、雄黄、轻粉共研细末，将丝汁调搽疮上，
即效应如响。

仙炉脂 治小儿天疱疮。

香炉盖上烟脂三钱 黄连二钱 青黛二钱 冰片二分 各为
细末，鸡子清调，或猪汁调敷，甚妙。

瘰疬疮

瘰疬之病甚多，名状不一。大约得病有九：一因怒而得；
一因郁而得；一因食鼠食之物而得；一因食蝼蛄、蝎、蝎所伤
之物而得；一因食蜂蜜之物而得；一因食蜈蚣所游之物而得；
一因大喜，饱飧果品而得；，一因纵欲伤肾，饱飧血物而得；
一因惊恐失枕，气不顺而得。初生之时，每现于项腋之间，或
牵蔓于胸胁之处。其形之大小，宛如梅核，或动或静，或长或
圆，或连或断，及至溃烂，或流水、流脓、流血之各异。未破
之先易于医疗，已破之后难于收功。盖未破虽虚，而不至于五
脏之损；已溃渐亏，而难救夫七腑之伤。故必须补其虚而救其
伤，始为妙法也。然病虽有九，而治法止有三也。其一，治在
肝胆；其二，治在脾胃；其三，治在心肾。治肝胆者，其左关
之脉必涩，而右关之脉必滑者也。盖肝胆之郁不开，必下克脾

胃之土，土气受制，难化水谷，必至生痰以助结，而瘰疬不化矣，治其肝胆，而消化其痰涎，则瘰疬易化矣。治脾胃者，其右关之脉必浮而无力，或滑而有力也。明是脾胃之中，无非痰气之升腾，土气之萧索，不健脾则痰不能消，不健胃则涎不能化，痰涎日盛，瘰疬难开，何能治乎？故必大补脾胃以消化痰涎，然后佐之败毒之味，则病去如扫矣。治心肾者，切其左寸之脉必滑，右尺之脉必涩者也。明是心肾两开，不能既济，而肝胆脾胃各不相应，故痰块不消，瘰串更甚。补其心肾则阴阳和合，而少佐之去毒破坚之味，则取效益速矣。倘不明三治之法，而妄用刀针，愈亏其根本，安得济事乎？必至与死为邻，不重可惜哉！

开郁散 巫彭真君传。治肝胆郁结之瘰疬，神效。

白芍五钱　当归二钱　白芥子三钱　柴胡一钱　炙甘草八分　全蝎三个　白术三钱　茯苓三钱　郁金二钱　香附三钱　天葵草三钱　水煎服，连服十剂自愈。

培土化毒丹 巫彭真君传。治脾胃多痰，瘰疬难消，治之神效。

人参二两　白术十两　茯苓六两　炙甘草一两　紫苏八钱　半夏二两　僵蚕二两　陈皮六钱　白芷七钱　木通一两　金银花十两　天花粉三两　各为末，蜜为丸，饭后吞服三钱，早晚各一服，一料全愈。然必须断色欲三月。

神龟散 巫彭真君传。治心肾不交，瘰疬久不愈者，神效。

大龟二个，一雌一雄　远志一两　麦冬三两　山茱萸四两　肉桂一两　白术炒，五两　苍术二两　熟地十两　玄参十两　茯神四两　何首乌十两，生用　桑椹四两　紫花地丁四两　夏枯草五两　各为细末，将大龟饭锅蒸熟，火焙干为粉同用，蜜为丸，每日早晚，白滚水各于饭后送吞三钱，一料必全愈。

治瘰疬肿硬疼痛久不瘥。

猫头、蹄骨一具酥炙黄，为末　昆布一两五钱　海藻一两五钱
二味酒洗，去盐水，晒干　连翘一两　黄芩一两　金银花一两　穿
山甲一两　皂角五钱　枳壳一两　香附一两，用醋煮干　为细末，
将玄参煎膏为丸如桐子大。每服七八十丸，一日三服，以姜汁
三匙调入，好酒下，能收全功。

消愁破结酿　岐天师传。治瘰疬。

僵蚕炒，五钱　全蝎五个，不去头、尾、足　白芷一两　白芥
子炒，一两　白术土炒，二两　附子二分　紫背天葵根八两　先将
前六味各为末，将天葵煮汁一碗，同入在黄酒内，用酒二十斤，
煮三炷香，三日后，日服三杯，以面红为妙。

樟脑丹　《活法机要》。治疬疮溃烂，牵至胸前、两腋，块如
茄子大，或牵至两肩上，四五年不能疗者，皆治之，其效如神。

樟脑三钱　雄黄三钱　为末，先用荆芥根下一段剪碎，煎沸
汤，温洗良久，看烂破处紫黑，以针一刺去血，再洗三四次，
然后用樟脑、雄黄末，麻油调扫上，出水，次日再洗再扫，以
愈为度，专忌酒色。

葛真君汤　治瘰疬，载在末卷十五卷内。

内外臁疮

臁疮有内外之殊，内臁属足厥阴肝经之部位，外臁属足阳
明胃经之部位也。似乎外臁轻于内臁，以胃为多气多血之腑，
以肝为多血少气之腑耳。然而，臁疮虽分内外，而脏腑无湿毒，
则左右内外俱不生也。惟是臁疮自感湿气，因而生疮者居多，

但亦有因打扑抓磕，或遇毒虫恶性犬咬破损伤，遂至成疮。苟非胃肝原有湿毒，未必日久而不愈也。故治法活血以去湿，未必骨腐。无如世人不知禁忌，久占房事，以致皮黑肉烂，臭秽难当。若夫妇人女子经期血散，亦往往肉黑肌坏，故经年累月而不愈也。所以男妇苟生内外臁疮，必当节欲慎房，始易奏功耳。内用补中解毒之剂，外用隔纸神膏贴之，不须数个，便可速愈矣。

补中益气加味散 祖传。治内外臁疮神效。

人参二钱 白术三钱 茯苓三钱 生甘草一钱 当归三钱 生黄芪三钱 金银花五钱 陈皮五分 柴胡一钱 升麻五分 半夏一钱 水煎服，连用四剂。外用葱二条，将疮口洗净之后，再用水同煎药渣，煎好洗疮口一次，日用隔纸膏贴一个，日日如此，不过数个全愈。然必须绝欲一月，不再发。

痔疮膏药 治内外臁疮。隔纸膏、杏霜丹、敛疮丹，俱载在十五卷。

治一切臁疮膏方 将膏药用温水浸捍成一饼，如疮口大，用带扎紧，不可行走，一昼一夜，如前换之。

黄蜡二两五钱，水提过 陈松香一两，水提过 人参六分 铜青五钱 赤石脂五钱 黄连一钱五分 红花三钱 飞矾一钱五分 龙骨五钱，研末 先将黄蜡、松香煎熟后，将前药研末齐下，不住手搅，以滴水成珠就好。如若太老，再加麻油少许，一煎可用，要忌鹅、糟、发物。

人面疮

人面疮，非生膝上，即生于肘上也。疮形颇象人面，重者有口、有鼻、有眼，多是鬼物凭之。然口鼻眼虽具，多不能言，未尝不能动也。动者，状似愁苦，口中与之以肉食，则实能化，古人谓其能食，信不诬也。有一种口眼皆不能动，似非鬼物凭之。但既非鬼物，何疮中生有口眼乎？不知人面之疮，原有生死二种。生者能食、能动，死者则不能动、不能食也。其实二种皆有祟也，非天谴之罚，即冤孽自到耳。必须省察祷谢，而后用药治之，始能愈也。

轻雷丸 岐伯天师传。治生死人面疮，神效。

雷丸三钱　轻粉一钱　白茯苓一钱　各为绝细末，研匀，敷上即消。盖雷丸最能去毒而逐邪；轻粉深入骨髓，邪将何隐；茯苓不过去其水湿之气，共成奇功耳。倘更加忏悔祈祷，尤为善后之福也。

血风疮

血风疮，多生在两腿里外之臁，上至膝，下至踝骨，前人谓是血受风邪而生也。谁知皆好饮之徒，过饮于酒，以至湿滞于下腿而不散，血气一衰，而疮渐生矣。其疮初生之时，必小小而痒，久则大痒，非手抓搔，则痒不可止。然过于抓搔，则肌皮必伤，而纵饮如故，则痒又加甚，皮破难于收，酒湿难于散，烂皮腐肉，终无已日，久之而肉中带湿，则必生虫，虫多则更痒矣。治之法必须断酒，然后用内药补其气血，而兼消内风湿，外用膏药敷贴，则水去虫死自愈。

补气分湿汤 巫彭真传。治血风疮。

白术五钱　茯苓三钱　当归五钱　黄芪一两　柞木枝五钱　薏仁五钱　生甘草二钱　萆薢二钱　肉桂一钱　红花一钱　泽泻

二钱 水煎服，多服为妙，外用十神膏贴之。

十神膏 治血风疮。

蚯蚓粪一两 血竭三钱 马齿苋一两 黄柏五钱 轻粉一钱 乌桕根三钱 银朱四钱 胡粉三钱 潮脑二钱 麝香三分 各为末，同猪油调为膏，贴在油纸上，照疮之大小贴之，另用布包好，缚定，听其出水，连用数个，则水干矣。换膏药时，用金银花一两，煎汤温洗疮口，再另贴此膏。若无水流出，不必频换，再用数个，必然奏功，然不断欲戒酒，不必为彼治之也。

卷　九

杖疮

杖疮，受官刑而成疮也。气血有余，易于生合，气血不足，难于化消。倘受刑少者，血不凝滞，受刑多者，血必秽瘀；受刑轻者，气不萧索，受刑重者，气必败残。盖刑轻刑少，忍痛而断不叫号，刑重刑多，悲伤而自多涕泣，此气血所以愈亏也。倘受刑之先，身体原弱而不强，则恶血奔心，往往有死者。必须活其血而补其气，败其毒而消其火，然后外用膏药贴之，或末药敷之，不至死亡也。

调中化瘀汤　巫彭真君传。内治杖疮神效，服之无性命之忧。

当归五钱　生地五钱　三七根末三钱　丹皮二钱　白芍三钱　生黄芪三钱　生甘草一钱　大黄一钱　枳壳三分　虚极者加人参三钱　水一碗，童便一碗，同煎服，二剂瘀血即散，外用末药、膏药贴之即愈。

仙花散　外治杖疮。

凤仙花叶捣汁　马齿苋捣汁　黄蜡二两　葱白捣汁　松香二两　五倍子为末一两　乳香二钱　将凤仙、葱、苋先捣取汁二碗，将黄松香熬膏，入倍子末，指令膏贴之自愈。

秃疮

秃疮，乃是太阳膀胱、督脉二经受湿热，故生虫作痒。其实亦因父母生儿之前，不节色欲，或服热药浪战，频频泄精，以致胎中受毒，不能即散，而小儿之首受之。毒轻者疮轻，毒重者疮重。既生之后，小儿或食煎炒之味，或多餐水果，或多受暑风，而头上秃疮因而生虫，痂高堆起，白屑满盈，终年累月而不愈矣。疮轻者，外治即痊；疮重者，必须内外兼治，庶易愈也。世人多不急治，所以多累，竟至虫蚀发尽，成为秃子耳。

蜗蜂丹 外治秃疮。

蜗牛十个 黄蜂窠二钱 生甘草一钱 白矾一钱 将蜗牛捣烂，涂秃遍透后，将下三味研为细末，猪油调敷。如用熊油调搽更妙。

清首汤 内治秃疮。

玄参三钱 生甘草一钱 茯苓二钱 白芷一钱 山豆根五分 紫草一钱 黄柏一钱 蔓荆子一钱 白蒺藜一钱 半夏五分 水煎服，四剂后，以前方外治，无后患也。此方以十岁为准，年小减之。

鱼脐疮

鱼脐疮生于肘肚，乃手少阴心经也，此处属少海、灵道之穴。生于小腿肚者，乃足太阳膀胱经也，此处属承山、飞扬之穴。上下二处之疮，其疼痛皆甚。初起一二日，先用灸法，最易解散。心经多气少血，膀胱经多血少气。少血者，宜补血以消毒；少气者，宜补气以消毒。然气血双补，而佐之消毒之药，更佐以引经之品，何疮之不速愈乎？俗名鱼脐疗，治法正同耳。

化鱼汤 巫彭真君传。治鱼脐疮疗，不论肘腿俱效。

金银花一两 当归五钱 生甘草二钱 青黛二钱 地榆二钱 白矾一钱 生黄芪五钱 水煎服。

阴包毒疮

阴包疮，生于腿内臁之上，乃足肝经风热之毒也。肝本多血少气之经，若生此疮，必然疼痛。治法必须补气以解风热，则已溃未溃，尤易散也。外用膏药贴之，更效如神。

黄芪散阴汤 治腿内外股疮毒疽疗。

生黄芪五钱 柴胡一钱五分 白芍五钱 炒栀子一钱五分 大力子一钱 甘草二钱 连翘一钱 金银花一两 肉桂三分 薏仁五钱 半夏一钱 水煎服。

燕窝疮 羊胡疮

燕窝疮生于脑后项之窝，乃足太阳兼督脉之经也。羊胡疮生于下唇下巴骨之处，乃任脉之经承浆地阁穴道也。两处生疮，多是感犯湿气，湿入则热，热久则毒难化矣。于是气血不通，湿热不散，而疮有经月不愈者，在小儿尤多。倘内服除湿清热之味，以消太阳、任督之毒，外用药掺之或搽之，则疮即结靥而愈矣。

除湿清热散 家传。内治燕窝疮、羊胡疮神妙。

茯苓二钱　炙甘草一钱　白术一钱　白芷五分　蒲公英二钱
泽泻一钱　猪苓一钱　苍术一钱　羌活五分　天花粉一钱五分　水
煎服。

神异丹　巫真君传。外治燕窝疮、羊胡疮最妙。

轻粉一钱　儿茶三钱　黄丹二钱　炒黄柏三钱　枯矾五分
冰片三分　各为末，湿则干掺，干则用麻油调敷，数日即愈。

胎毒疮　恋眉疮

疮生于头上、眉上，终年终月而不愈，皆受母胎之毒也。
似与秃疮相同，然而秃疮止生于头，而不生于眉也。今头与眉
俱生，尤胎毒之重者也。故秃疮可以外治，而恋眉之疮必须内
外兼治。倘疮止生头上，用清首汤妙矣。或儿畏汤剂，不肯吞服，
亦可止用蜗蜂丹外治，无不愈者。若头眉俱生，必须先服清首
汤，另用释眉丹外搽，不至淹缠岁月也。

清首汤　治胎毒疮。载秃疮门。

释眉丹　治恋眉疮。

黄连五分，油调涂碗内，艾烟熏过，入　皂矾一分，为末　轻粉
一分，末　冰片半分，末　麻油少许再调涂之，数次全愈。或用
胶髓膏，亦神效。载在奇验方门。

肺风疮　齄鼻疮

肺风、齄鼻疮，生鼻面之间，乃肺经之病也。夫肺开窍于
鼻，肺气不清，而鼻乃受害矣，鼻既受害，遂沿及于面。世人
不知肺经有病，或冷水洗面，使热血凝滞，因结于面而生疮矣。

治之法必须清肺气，而兼消其风，活肺血而再祛其火，然后用搽药外治，未有不速痊者也。

加味甘桔汤 治肺风齇鼻疮。

桔梗三钱 甘草一钱 甘菊二钱 青黛二钱 茯苓三钱 白附子八分 天花粉二钱 白芷五分 水煎服。

杏黄散 载后。

粉花疮 裙边疮

粉花疮生于人面，窠瘘生痒，乃肺受风热也。此疮妇女居多，盖绞面感冒寒风，以致血热不活，遂生粉刺，湿热两停也。裙边疮者，亦妇女生于内外足踝之骨，或裙短而不能遮风，又不慎房帏，乃致足寒，而湿热不行，凝滞而生疮也。粉花疮轻于裙边，以上湿易散，上热易化，而下之湿热未易消也。故粉花疮止消外治，裙边疮必兼内治始妙也。

二粉散 载后。

大风膏 载后。

五色汤 巫彭真君传。内治裙边疮。

茯苓三钱 薏仁三钱 黄柏一钱 黄芪三钱 荆芥一钱 红花一钱 乌柏根三钱 白矾一钱 水煎服，服数剂，外用大风膏调搽自愈。

脏毒痔漏疮

痔疮生谷道肛门之边，乃五脏七腑受湿热之毒而生者也。故疮亦甚多，形亦不一。有状似菱角者，有状似莲花者，有状似穿肠者，有状似鼠奶者，有状似花瓣者，有状似蜂窠者，有状似悬珠者，有状似钩肠者，有状似核桃者，有状似栗子者，有状似鸡冠者，有状似珊瑚者，有状似担肠者，有状似垂珠者，有状似鸡心者，有状似牛奶者，有状似羊奶者，有状似串臀者，有状似翻花者，有状似气突者，有状似血射者，更有外无形而内苦者，有内外俱无形而齐苦者。总之，初生之时形小，久则形大矣。初有形之时，痛尚可忍，久则痛不可忍矣。虽痔之形状甚多，而犯湿热则一也。夫湿热亦易消之病，何愈消而愈痛乎？皆因不守禁忌，贪色欲而不止，饕食味而无穷，遂至痔变为漏矣。痔易治而漏难治也。盖痔有诸形之异，而各无孔窍之破，服药尚无漏卮之虞。一至成漏，服饮食则泄气矣，吞药蚀则损血矣，血损气泄，何能成功哉？况好色者多，断欲者少，欲奏异绩，实非易事。且肛门粪口，上通大小之肠，前达任脉，后达督脉，其皮肉横中有直，正中有斜，一经破损，难于生合，且成漏卮，损伤皮肉，尾闾不闭，其何能合乎？人肯节欲，则漏犹未甚，而无如明知故犯者，又甚多乎。所以漏病之轻重，专分于欲事之多寡。大约漏病有八：一曰气漏；二曰风漏；三曰阴漏；四曰冷漏；五曰色漏，俗名痔漏；六曰血漏，俗名热漏；七曰偏漏，俗名瘘卮漏；八曰瘘漏，俗名瘘腮漏。气漏者，时肿时消，疼胀难忍也。风漏者，孔窍作痒也。阴漏者，男妇阴内疼痛出水也。冷漏者，孔内出白脓也。色漏者，犯色流脓流精也。血漏者，时流鲜血也。偏漏者，肛门之外生孔窍，出脓血也。瘘漏者，疮口黑烂，出黄黑水也。世人治法，多用刀针、挂线，益增疼痛，反耗气血，若不节食断色，未有能生之者。或用熏洗点搽之药多有愈者，然内无药饵疗之，亦虚岁月矣。人能绝嗜欲、慎气恼、淡滋味，内服丸散，外用洗敷，虽老人尚易奏绩，矧中年者哉？漏疮多生于肛门谷道，然亦有生于身上、面上、手足之上者，此皆生他疽他毒，久已收口，不慎色欲，泄精以伤化气血，一泄不已，又泄又不已，至于三泄，而疮乃成管，终年流水流脓，变成漏矣。此等漏疮，较谷道肛门者少轻。惟生于胸膈者颇重，必须大补气血，断欲半载，加之补漏神丹，服之则愈。

榆羊丸 仲景张真君传。治痔疮，各痔无不神效。

地榆二两 当归三两 羊蹄后壳三副，土炒 共为末，饭为丸。日三服，于未饮食饭前服之，每服三钱，一月即愈，不再发。地榆出脏之湿热也，当归补新血也，羊蹄壳直达于直肠，故用此为使，且此物亦去湿热，故相济成功。

墙苔散 秦真人传。治痔漏久不愈者，神效不测。

绿苔要墙上生者，刮下，五钱，火焙干，为细末 羊爪壳五副，用后蹄，不用前爪 炒白术二两 茯苓二两 槐花五钱 白芷一两 共为细末，米饭为丸。每日临卧，先服一钱，后压之美膳，一月即内消，管化乌有矣。

参龟丸 鬼真君传。治各痔漏神效。

人参一两 瓦松干者，三钱，此物最不肯干，佩身半月即干，妙在取人之气 茯苓五两 活龟一个 将前药各为末，以绵纸同龟包之十余层，则龟不能出。微火焙之，龟死则用武火焙之，龟死则将药末取出另包，惟焙龟干，捣碎再焙干，全身用之，同药蜜为丸。每日只消服三十丸，不必服一料，半料而漏管俱消而愈。此方至神至圣，但服此主，至须忌房事三月，鹅肉则终身忌之。犯则痛生，急以瓦松数条，加皮硝数钱，煎汤热熏温洗，可救。前方不可妄自加减，一加减则不效矣。用纸包龟者，取龟闻药而死也。尤善消痔漏也，否则功减半矣。

补漏神丹 南阳张真君传。治胸膈漏疮，并头面、手足漏疮，俱神效。

人参五两 白术三两 炙黄芪八两 金银花四两 当归二两 人指甲三钱 各为细末，蜜为丸。每日服三次，每服五钱，一料必愈。忌鹅肉一载，房事三月。如面漏，加白芷四钱；头上，加川芎一两。

熏涂法 《医方摘要》。治痔疮肿痛。

皂角三挺 火烧烟先熏之，后以鹅胆汁调白芷末涂之即消。用郁金末水调涂亦消也。

墨汁散 《保寿堂方》。治痔漏疮发。

旱莲草一把，根须洗净，用石臼捣如泥 以极热酒一盏冲入，取汁饮之，滓敷患处，重者不过三服即安。

传家秘方 治肠风痔漏。

萆薢 贯众去土 等分为末，每服三钱，温酒空心服之。

四圣丹 治痔漏如神。

蜂房一个，净，全用。去虫，将食盐填于孔内，阴阳瓦焙干，为末 地龙去泥净，阴阳瓦焙干，为末，五钱 蛴螬取米头者佳，阴阳瓦火焙干，为末，三钱 广木香末三钱 象牙三钱 乳香去油，三钱 爪儿血竭净，末，五钱 飞矾末，三钱 槐子炒黄，为末，三钱 没药三钱 提净黄蜡八两，滚化 入前药和匀，为丸。每日清晨酒服三钱。如不能饮，清汤下。

狗肠丸 治漏疮神效。

黑狗肠一副，煮烂 加象牙末四两、细茶末四两、倍子末四两，连肠为丸[①]如梧子。每服淡盐汤饥服三钱。如不能丸，少

---

① 丸：原作"末"，字之误，兹改。

加煎蜜为丸，一料必愈。忌煎炒热物，尤忌房事。狗肠乃直也，象牙脱管也。

阴囊破裂漏水疮　胞漏疮

阴囊之外，破裂漏水，此非痔漏之漏也，乃杨梅毒气未散，结于囊中也。然而，杨梅疮生于身上，既已全愈，何外囊独留毒乎？盖服败毒之药过多，必伤元气，则膀胱之气难化，而毒尚存于囊中矣，所以破裂漏水也。治之法必须补气以健膀胱，益之分消之药为妙。断不可更服祛毒之味，重伤元气也。胞漏者，囊中起稞子作痒，乃搔抓破损，而水遂外滴，尚不至破裂而漏水，此乃肝经湿热，非膀胱受毒也。分消肝经之湿热，亦易奏功耳。

土茯苓散　家传。内治阴囊破裂漏疮。

土茯苓一两　白茯苓三钱　薏仁五钱　肉桂三分　金银花一两人参二钱　白术二钱　车前子二钱　水煎服数剂。外用炒黄柏一钱、轻粉三分、儿茶三钱、冰片一分，各为末，掺之即愈。

逐湿肠　治胞漏。

牵牛一钱　大黄一钱　木通一钱　黄柏一钱　芍药五钱　牛蒡子一钱　茯苓三钱　茵陈一钱　水煎服，二剂渐愈，再用前末掺之即痊。

雌雄狐刺疮

狐刺疮生于手上，有雄有雌，雄者单而雌者偶。前人谓雄者止生一个，雌者生有五七个，误也。疮内生有成丝，疮外生有小刺，雌雄无异，正不必过分也。大约生雌雄疮者，无不疼痛，无非受竹木签伤，破皮破肉而成之也。治法先用生甘草、枸杞根等物煎汤洗之，后用桑粉丹敷之即愈。

桑粉丹 治雄雌狐刺疮，神效。

桑条烧灰存性，三钱 轻粉一钱 雄黄一钱 贝母一钱 各为末，先以甘草、枸杞各三钱，煎汤一碗，洗疮口净，多浸一会，后以此四味研，入米醋少许调稀，入疮口满，频频换之，待刺去自生肌矣。

水流麻根疮

麻根疮生于足后根之下，色赤皮烂，内有肉丝缕缕，状似麻根，故以麻根名之。足跟本属足太阳之经，多血少气。而人又好色者多，节欲者少，必至气亦伤矣，不止血之不足也。况房事不节则精既耗散，血不更损乎？是气血两亏，尤难医疗也。治法必须用十全大补汤补其阴阳，更用肾气丸以填其精髓，则气血齐足，而疮毒易散。然后用外治末药敷之，始得奏功。更宜绝欲为妙。否则毒不能去，肌不能生，亦可畏也。

十全大补汤 载后。

肾气丸

轻粉三分 生甘草五分 黄柏一钱 铜绿三分 乳香五分 冰片一分 黄丹五分 没药三分 各研绝细末。先用苎麻根一把，苦参二钱，煎汤一碗，洗疮臭腐，后用此方药末，掺之而愈。

肥黏疮

肥黏疮多生于小儿头上，俗名肥疮。头上乃太阳经也，身感风热不散，而毒乃浮于头上，遂生此疮。初生之时，多黄脓暴出，流黏发根，与秃疮无异。然秃疮乃胎毒，而肥黏非胎毒也。以小儿好餐水果，湿气留中，一遇风热，聚而外出，或油手抓头，或剃刀传染。初生一二，久则遍头皆是，盖湿热生虫也。治法先用槐条煎汤洗净，后用末药外治，不数日即愈也。

菊粉散 巫真君传。治肥黏疮。

黄菊花五钱，烧灰　烟胶二钱　轻粉一钱　枯矾一钱　黄丹二钱　各为末，湿则干搽，干则用猪油熬熟，搽之神效。

千日疮

千日疮生于人之手足上，一名疣疮，一名瘊子，一名悔气疮。状发鱼鳞排集，层叠不已，不痛不痒，生千日自落，故又以千日疮名之。或用鸡脏皮擦之自愈。初生时，艾灸第一个，即落不再生。或用蜘蛛丝，采来缠于根下，不数日亦落也。

齿垢散 治痛疣子神效。

用人齿上垢，不拘多少，先用手将疣子抓损，后以人齿上垢敷之，日数次，数日自落。

时毒暑疖

身生疖毒，乃夏天感暑热之气，而又多饮凉水冷汤，或好食生果寒物，以致气不流通，血不疏泄，乃生毒疖矣。虽痈疽疮疖多是相同，而感生疮疖则少轻也。小儿多生此疮，然重者身必发寒发热，作脓而痛，尽是阳疮。半发于头上，间发于身体、手足，不若痈疽之症，有七恶之险。内用清暑解火，外用活血生肌膏药、末药，审而治之，何难速效哉？

解暑败毒饮

香薷二钱　蒲公英二钱　青蒿二钱　茯苓二钱　甘草一钱
归尾一钱　黄芩五分　黄连五分　大黄八分　天花粉一钱五分　水
煎服。十岁小儿如此，大人增半，小儿五岁者减半，服后用膏
药可也。

齿踞

齿踞者，齿龈上长出如鸡足踞，长一二寸者有之，初生之
时微痛，后则痛渐重矣，往往有触之而痛难忍者。夫齿之上龈，
本属足阳明胃经也，胃经有毒，故长齿龈也。齿之下龈，又手
阳明大肠经也，倘龈下长出，属大肠经矣。总用芫花二钱，煮
丝线系之，二日即落，更用分经之药以泄其毒，则踞落不再
长也。

白壳疮

白壳疮，生于两手臂居多，或有生于身上者，亦顽癣之类
也。如风癣、花癣、牛皮癣、杨梅癣，皆因毛窍受风湿之邪，
而皮肤无气血之润，毒乃附之而生癣矣。此等之疮，非一二剂
补气补血可以速愈也，故必须外治为妙。更有一种小儿，食母
之湿乳，流落唇吻，积于两颔间，亦生癣疮，名曰湿奶癣，与
前疮少异。盖风、花、牛皮、杨梅癣，多是风燥之疮，而奶湿
疮实湿症也。惟疮皆白壳，无他异耳。故皆以白壳名之。大约
白壳疮，俱用治顽癣方多效，独湿奶疮，用粉霜散而效速，不

必用顽癣之方耳。

顽癣方　岐天师、张真君传方。载后。治白壳疮癣。

粉霜散　治湿奶白壳疮。

羊蹄根三钱　轻粉一钱　白矾一钱　天花粉二钱　冰片一分
儿茶一钱　各为末，醋调搽之，一二次即效。

卷 十

鼻齆鼻痔

　　鼻齆者，生于鼻孔之内，其形塞满窍门，而艰于取息，故名曰鼻齆也。鼻痔者，亦生鼻内，略小于鼻，状如樱桃、枸杞。皆肺经受毒气不能消，湿热壅滞而生此二病也。内治必须清肺为主，而佐之除湿降火之味，外用药点搽，亦易愈也。

　　分消汤　内治鼻齆、鼻痔。

　　黄芩一钱　炙甘草一钱　青黛二钱　桔梗三钱　天花粉二钱麦冬二钱　天冬二钱　连翘三钱　苦丁香五分　水煎服四剂。

　　硇砂散　外治鼻齆、鼻痔。

　　硇砂一钱　轻粉二分　冰片五厘　雄黄三分　共为细末，用桔梗咬毛蘸，勤点齆痔上，日五六次，自然渐化为水，然必须戒色欲始愈。

　　《千金方》　治鼻中齆肉。

　　明矾一两　蓖麻仁七个　盐梅肉五个　麝香一字　杵丸，绵裹塞之，化水自下也。《圣济总录》用青蒿灰、石灰各等分，淋汁，熬膏点之，亦效。

嵌指

嵌指者，虽生脚趾甲上，此盖因踢感伤损，或靴鞋短窄，屈其甲而不得伸，以致踤瘍①不安，致甲长于肉内，内无可容，破而流水，未免步履更坚，已伤益伤而作痛，甚至于不可忍也。百治不痊者，误认趾疳，妄用败毒之药，反耗气血，而不能愈耳。须令修脚人轻轻修去肉内之甲，然后以生肌散敷之，未有不愈者矣。

《肘后方》，治足趾甲入肉作疮，不可履靴。

矾石烧灰，细细割去甲角，用矾石末敷之，蚀恶肉，生好肉，旬日即愈，神效。

二黄矾香散 《医方摘要》。治妇人趾甲生疮，恶肉突出，久不愈。

皂矾，日晒夜露，每以一两煎汤浸洗，仍以矾末一两，加雄黄二钱，硫黄一钱，乳香、没药各一钱，研匀搽之。

鹅掌风

鹅掌风生于手掌之上，古书云：人生杨梅疮时，贪食鹅肉，因生鹅掌之风。然亦有不慎房事，泄精之后，或手洗凉水，或足犯雨露，皆能感生此疮。不独犯于手掌，而兼能患于足面。白屑堆起，皮破血出，或疼或痒者有之，乃心肾二经乘虚而受毒也。内治用六味地黄汤，加柴胡、麦冬、白芍、菖蒲之类，治其心肾最神。外用熊脂膏涂而烘之，不一二次即愈。

---

① 踤瘍　瘍原作"颓"，义晦，今改。踤瘍即踤曲也。

加味地黄汤 祖传。内治鹅掌风、足癣。

熟地八两　山茱萸四两　山药四两　丹皮三两　泽泻三两　柴胡一两　麦冬三两　当归三两　白芍三两　肉桂一两　菖蒲五钱　茯苓三两　各为末，蜜为丸。每日早晚，空腹，滚水送下各五钱，一料即愈。

熊脂膏 治数十年鹅掌风。

熊油一两　瓦松三钱　轻粉一钱　樟脑一钱　各为末，先以甘草三钱、桂枝二钱，煎汤洗之，烘干，以熊油调各末搽而烘之，一日三次，一连三日即愈。

疥疮附脓窠疮

疥与脓窠疮，多生于两手、两足，然亦有遍身俱生者。脓窠疮痒多于痛，若疥疮但痒而不痛者也。故疥之病轻，而脓窠之病重。大约疥疮风热也，脓窠血热也。风热者湿少，血热者湿多。二症俱有湿，故皆有虫也。使气血两旺，断不生虫。故治此等之疮，必须补气补血，佐之去风去湿，则虫且自亡，安能作祟乎？正不必亡用熏洗之药也。洗法尚无大害，倘气血大衰之人，轻用熏药，必伤肺矣。外疮虽愈，而火毒内攻，往往有生肺痈者，不可不慎也。

加减八珍汤 治疥疮、脓窠。

人参一钱　当归三钱　白芍二钱　生甘草一钱　茯苓三钱　白术五钱　黄芪三钱　熟地五钱　生地五钱　柴胡一钱　川芎八分　天花粉二钱　水煎服，先用六剂，去柴胡，加北五味子十粒，再服六剂，无不尽愈。如有火者，加黄芩二钱。

轻桃丸 岐天师传。治疥疮。

轻粉一钱　白薇二钱　防风一钱　苏叶一钱　各为细末，用油胡桃肉三钱，捣碎，研绝细，同猪板油再捣，成圆弹子大，擦疮处，一二日即愈。

坐板疮

坐板疮生于两臀之上，臀乃脾经之所属也。脾属至阴，而臀又至阴之地，脾经血少，血少则易生热矣。血少而热，又加湿气侵之，则湿热两停，郁久不宣，臀乃生疮矣。此疮最痒而兼痛，治宜健脾以生气，使气旺则血易生，气血渐生，则湿自下行，从膀胱而分散，水湿既利，而热又何存？毒又何在乎？外用药治之，奏效更速。倘气血不甚虚者，不须内治，惟外治可也。

加味五苓散　内治坐板疮。

白术五钱　茯苓三钱　泽泻二钱　猪苓一钱　肉桂二分　黄柏一钱　水煎服。

湿热两治散　外治坐板疮。

萝卜种一两　火煅存性，为末，敷于新瓦上，煨微热，坐于其上，数次自愈。或以灰苋烧为末，掺于疮上，数天即愈。

松黄散　治坐板疮。

松香五钱，研细　雄黄一钱，研细　湿痒加苍术三钱　各为末，绵纸捻成条，蜡猪油浸透，烧取油，搽上立愈。

喉闭蛾疮

此生于咽之上也，其疮有二：一双蛾，一单蛾也。双蛾、单蛾之症亦有二：一阴症，一阳症也。二症虽异，而火则一也。

然而火有阳火、阴火之分。阳火者，实火也；阴火者，虚火也。咽喉乃至命之关，此处生蛾疮，俱是危症。然阳火势若重而实轻，阴火势少轻而反重。盖实火可以寒散，而虚火必须温散也。倘治之得其道，效应如响。

破嗌汤 治阳症双蛾、单蛾喉痹等症如神。

桔梗三钱 甘草三钱 柴胡一钱 白芍五钱 玄参三钱 麻黄一钱 天花粉三钱 山豆根一钱 水煎服，一剂咽喉宽，再剂尽消。

引火汤 治阴症双蛾、单蛾喉痹等症。

熟地三两 巴戟天一两 茯苓五钱 麦冬一两 北五味子二钱 水煎服，一剂火下归，二剂全愈。二方已破、未破俱可用，不必用针、吹药点治之也。

两地汤 伯高太师真君传。治喉肿大作，吐痰如涌，口渴求水，双蛾缠喉风疮。

熟地一两 生地一两 玄参一两 肉桂三分 黄连三钱 天花粉三钱 水煎服，下喉即愈。

再生丹 治双蛾、单蛾初起、久患以及喉痹等症。

桔梗一分 硼砂一分 山豆根一分 生甘草一分 牛黄一分 荆芥一分 研绝细末，用鹅翎插药五厘，吹入蛾处，日六次，痰涎出净即愈，神方也。

治单蛾、双蛾。

雄黄、明矾各等分，研绝细末，吹入喉中，俟痰涎流净，不必吹药矣。

大麻风

大麻风，感受火毒杀物之风气而结成之者也。初生之时，头面身体先见红点，后变红斑，渐渐皮破汁流而成疮矣。须眉尽落，手足指脱，眼瞎鼻崩，毛竖身紫，遍体腐烂，流脓流血，臭秽难闻，最可怜之病也。此病南粤最多，以地近炎荒，蛇虫蟠结，湿热之毒一犯，则裹结于皮肤，湿蒸之气一侵，则藏遏于肌骨，终年不散，内外交迫，遂生麻风之疮。然而，此疮亦有不在南粤而生者，别感火邪酒湿之毒气，而又房事不慎，则毛窍尽开，易于侵犯。治之不得法，皆与麻风症相同。可见麻风之病，南北俱有，必以解毒为先。然而，近人元气虚者甚众，止泻其毒，而不兼补气血，则毒败而真精随耗，何能全活乎？倘惟事实正，而不急败其毒，又恐引邪入内，致崩脏腑，亦可畏也。故当补正散邪，兼而治之，始易奏功。

扫疠丹 岐天师传。治头面身体先见红点斑纹，流水成疮，发眉堕落，遍身腐烂臭秽。

苍术三钱　熟地一两　玄参一两　苍耳子三钱　车前子三钱金银花二两　薏仁五钱　水煎服，二十剂必愈。

黄金汤 伯高太师传。治初起大麻风。

大黄五钱　金银花半斤　水煎汁三碗，分作三次，一日服完，必然大泻恶粪，后单用金银花三两，连服十日全愈。

解疠仙丹 治酒湿感毒而生大麻风，神效。

茯苓三钱　白术五钱　薏仁五钱　黄连一钱　玄参一两　金银花三两　柞木枝三钱　水煎服，连服二十剂，已烂、未烂俱愈。

漆甲散

穿山甲一副　全明雄黄四两　为末，真生漆和匀，刷在甲上，微炙微刷，以尽为度，将穿甲分记上、中、下，左右共作六块，各另研细末，用四年陈醋、冬米饭为丸。每服五钱，白滚汤送下，患左用左，患右用右，上服上，中服中，下服下^①，须记分白如在通身，一起制服，神效。

蛇窠疮

蛇窠疮，生于身体脐腹之上下左右，本无定处，其形象宛如蛇也。重者烂深，轻者腐浅。亦有皮肉蠕蠕暗动，欲行而不可得也。此疮或穿著衣服弃于地上，为蛇所游，或饮食之中蛇涎沾染，其毒未散，因人气血尚壮，不伤脏腑，乃发于皮肤耳。重者毒重而痛甚，轻者痛犹可受。治法不必问其重轻，总以解毒为神也。前人用松针刺其初起之疮头，尚非治之善者。大约以蜈蚣浸油频搽，以雄黄、白芷佐治，实得法也。

蜈蚣油 巫彭真君传。治蛇窠疮，兼治蛇咬伤成疮，俱神。

蜈蚣十条，为末，不可经火 白芷三钱，为末，白者佳 雄黄三钱，为末 生甘草末，三钱 香油二两 将三^②味浸之三日，或随浸调搽，皆能建功也。

蜘蛛疮

蜘蛛疮生于皮肤之上，如水窠仿佛，其色淡红，微痛，三三两两，或群攒聚，宛似蜘蛛，故以蜘蛛名之。此疮虽轻，然生于皮肤，终年不愈，亦可憎之疮也。或谓沾濡蜘蛛之尿而生者，其说非是。大约皆皮肤之血少，而偶沾毒气、湿气，遂生此疮耳。方用苎麻在疮上搽瘥，使其疮破水出后，用药搽之，

---

① 下：原无，据聚贤堂本、纬文堂本、江东书局本补。
② 三：详上文组成当作"四"。

自易愈也。

解蛛丹　治蜘蛛疮。

苎麻根灰三钱　冰片二分　轻粉五分　抱出鸡蛋壳烧灰，一钱
灯草灰二分　白明矾三分　共研细，掺疮上即痊。然必须用苎麻
揉搽，皮破掺药，效之神也。

阴阳湿痰破疮_{附脱脚} [①]

阴阳湿痰疮，皆伤寒失汗，寒热郁而生痰，痰不能骤消于
脏腑，留而不散，久之结于肌肉，遂成痰块，块久则肿，肿久
则痛，痛久则溃，溃则成疮矣。但其疮有阴阳之分。阳疮多生
于两手，阴疮多生于两足；阳症则热，阴症则寒；热者病在阳
腑，寒者病在阴脏也。故治手上之疮者，宜治其阳之热经，而
佐之去湿化痰之味，无不收功也。前人专用艾火灸之，尚非正
治耳。

通阳消毒汤　巫彭真君传。治阳湿痰破疮在手者。

茯苓三钱　神曲一钱　硝砂一钱　甘草一钱　麻黄五分　白
术三钱　黄柏一钱　天花粉三钱　黄芪五钱　蒲公英三钱　水煎
服。如已溃者，用冲和膏巾疮口，自愈。

治阴化湿汤　巫彭真君传。治阴湿痰破疮在足者。

白术五钱　茯苓五钱　肉桂二钱　附子一钱　黄芪一两　半
夏三钱　水煎服。如已溃破者，用玉龙膏外敷之，内外兼治，
则易愈也。

伤寒有大渴之症，贫家无力买药，或富家误用药饵，惟以

---

① 　附脱脚：此三字原无，今据原书目录及此下文义补。

饮水止渴为事，虽火为水折，胸膈之炎热少除，而水多难化，未免留滞下焦，停积成瘵。而两足之气不通，湿热生疮，久则破烂，筋弛肉腐，而两足堕落矣。此等之疮，非寻常药味，些小分两可以保全者。

全活汤 巫彭真君传。治伤寒愈后，两足生疮，流水流脓，神效。

白术三两 苍术二两 肉桂一钱 薏仁二两 车前子五钱 人参一两 如贫家用黄芪二两 水煎服，一连服十日，不特两足之烂可除，而余生亦可全活。

杨梅疳疮

杨梅疳疮，生于龟头之上者多，生于谷道玉茎上者少，生于鼻内者更少，皆热毒之气也。风流子弟何忽生此疮？平日所食者肥甘，所衣者轻暖，何伤此热毒乎？盖得之于嫖妓与有毒之女，两相酣战而中毒也。妓女何毒重如此？亦遇毒感毒耳。泄精之时，自觉马口之间如针刺痛，此毒气来犯矣。重则生鱼口，轻则生疳疮，疳疮乃杨梅先兆也。当酣战之时，本难中毒，然而鼓勇而斗，内火沸腾，乃至泄精，元气亏损，毒气即乘虚而入，内火与毒气之火，两相和合而不化，故生疳疮。不补虚而惟事败毒，则已虚益虚，无异下石，未有不满身生疮者矣。治法内用二生汤，外用保身散，治之即愈。苟或不能，变出非常，非玉茎烂落，即鼻柱塌陷，破坏面目，可畏哉！

二生汤 岐天师传。治初生疳疮。

生黄芪三两 土茯苓三两 生甘草三钱 水煎服，外用药敷之。

保身散　巫彭真君传。外治疳疮。

轻粉一钱　黄柏五钱　乳香一钱　水粉三分　孩儿茶三钱　百草霜一钱　冰片三分　各为末，猪胆调搽。

杨梅圈疮

杨梅圈疮，此杨梅疮发已久，将要结痂[①]，而复犯房事，以致作痛生圈。此等治法，必须大补气血，气血足而精生，精生则脏腑还元，而疮自结痂矣。不可误认毒之未净，而仍用败毒之剂也。一用败毒，更伤损气血，终无奏功之日矣。惟内用大补之药，外用调搽之末，便易收敛，且庆安全也。

加味十全大补汤　祖传方。内治杨梅圈疮。

人参二钱　当归三钱　白术三钱　茯苓二钱　生甘草二钱　黄芪三钱　肉桂三分　川芎一钱　熟地五钱　柴胡五分　土茯苓五钱
水煎服十剂。虚甚者，多服为妙。

粉霜神丹　外治杨梅圈疮。

粉霜一钱　人参一钱　生甘草一钱　冰片三分　轻粉一钱　丹砂一钱　石膏二钱　槐米一钱　各研细末，猪胆调搽愈。

杨梅结毒

杨梅之疮，多生于嫖妓，闻人毒气而生者，其毒即发，不生于玉茎马口之间也。惟嫖妓而得之，必从玉茎始，以毒自此入，则疮亦自此兴。倘初生下疳，即用遍德汤大剂吞服，不特

---

① 痂：原作"瘕"，字之误，今据江东书局本改。

疳疮顿愈，而杨梅之疮亦必不生，即生亦轻少，断无结毒之祸。无奈世医不知此方之妙，妄用药饵，惟识败毒，不杂用补气补血之味，以致难于收功。而风流子弟厌恶生疮，且归咎于医生，亟请收敛，医生贪图厚谢，不补气以祛邪，不补血以化毒，竟用轻粉之类，以收敛之，毒入骨髓，不敢外发，一时疮净，亦为可喜。子弟甘谢而无怨言，医生乐酬而生德色。苟仍补其气血，而加之暗消之品，终年累月而服之，则元精既足，元气自旺，毒难内存，犹能外泄。无如子弟既苦于服药，而医生亦倦于防危，彼此相忘，竟置之不论不议之天。谁知收敛之后，不知保守，纵欲如故，而毒难久留，或半年，或二三年，乘何脏腑之虚，乃突而外攻矣。大约毒结脏腑之虚，俱是难救之疮，而结于鼻与玉茎者，尤为难救。

遍德汤 伯高太师传。治下疳杨梅。

当归二两　白术二两　生甘草五钱　土茯苓一两　金银花四两天花粉三钱　水煎服，连服十剂，而遍身之疮如扫矣。

寒水再造丹 伯高太师传。治结毒至鼻烂、茎烂者皆效。

麦冬三两　生甘草一两　桔梗三钱　黄芩三钱　连翘三钱贝母三钱　土茯苓二两　寒水石研细末，三钱　夏枯草二两　水煎汁二碗，调寒水石末服。倘鼻尚未落，一剂烂落也。如已烂落，一剂不再烂也，二剂全愈。倘结毒生于他处，减半多服，无不奏效。

翻花杨梅疮 [1]

此疮亦感淫毒之气也。视其疮势若重，其毒反轻，盖毒欲

---

[1] 疮：原无，今据原书目录与此下文义补。

尽情出外也。古人云是湿热表虚。表虚则有之，不可全归于湿热也。总皆毒气外发，因表虚而反炽。谁知因炽而补其表，则表实而毒难藏，转易收功也。惟是表虚，不可再贪色欲，不独传其毒而害人，且虚而自害。故必须节饮食、戒恼怒而断房帏，断无意外之虞，外用点药敷之，自奏功如神矣。

黄芪外托散　家传。治翻花杨梅疮。

黄芪一两　当归三钱　人参三钱　茯苓五钱　土茯苓二两　白芍五钱　生甘草三钱　白矾二钱　水煎服四剂，重者十剂，外用药调搽即愈。

地龙粉霜丹　祖传方。外治翻花杨梅疮。

粉霜二钱　蚯蚓粪一两，火焙干　百草霜三钱　轻粉二钱　黄丹三钱，飞过　生甘草二钱　冰片二钱　黄柏炒，二钱　胡粉二钱　各为细末，点搽自愈。

阴阳杨梅疮

杨梅疮有阴阳之分，古人以阳属气虚而感毒，阴属血虚而感毒，实为有见，非无稽之语也。阳必高突，阴必低陷，阳必痛，阴必痒，而其色皆红也。故阳宜用补气之药，而佐之化毒之味；阴宜用补血之药，而辅之消毒之品。然后外以末药调搽，岂难速愈乎？

六君加味汤　治阳杨梅，色红作痛而高突者，神效。

人参五钱　白术五钱　半夏一钱　生甘草三钱　茯苓三钱　陈皮五分　土茯苓一两　金银花一两　水煎服，十剂愈。

加味四物汤　治阴杨梅，色红不起，不破作痒者，神效。

熟地五钱　川芎二钱　当归五钱　白芍一钱　白茯苓二钱

生甘草二钱　金银花一两　天花粉二钱　土茯苓一两　水煎服，二十剂愈。

丹砂敛毒丹　外治阴阳杨梅疮，兼治痔疮。

丹砂一钱　雄黄二钱　粉霜一钱　孩儿茶三钱　露蜂房烧灰，五分　冰片三分　生甘草一钱　轻粉一钱　各为细末，猪胆调搽自愈。

杨梅癣疮

此乃女子感染男子余毒而生者也，或前已生疮，用药既痊，偶食牛肉，或洗浴当风、抓痒，或行房事，以虚其皮肤，毒结不散，乃生癣矣。或血干而起白屑，或肉碎而流红水，以致淋漓臭秽者有之，用蜗牛柏霜散原易奏功，然内不服药以补虚，则气血双亏，外难即愈。必须内外兼治，否则日久不痊，必生虫蚀，反难速瘥也。

双补化毒汤　岐天师传。内治杨梅癣。

天花粉二钱　当归五钱　黄芪五钱　柴胡一钱　生地三钱　麦冬三钱　天冬三钱　荆芥一钱五分　威灵仙二钱　白鲜皮一钱　胡麻二钱　槐角二钱　乳香末一钱　生甘草二钱　水煎十剂，外用末药搽之，必愈。

蜗牛柏霜草　岐天师传。外治杨梅癣。

黄柏二钱　没药一钱　轻粉一钱　粉霜一钱　雄黄二钱　冰片三分　丹砂五分　孩儿茶三钱　枯矾一钱　蜗牛十个　各为末，猪胆调搽，日数次，搽三日渐愈，神效。

杨梅痘子

其疮细小，亦是淫毒，与大者相较，其毒尚轻。盖其人气体壮实，感毒不重，故疮亦不恶也。急用内托之药十数剂，则毒易散，而痘亦易回。倘恃强而仍然渔色，则气血双耗，必至轻变为重矣。轻既可以变重，安在重而不可以变危乎？总之，杨梅之疮，毋论轻重，必须速治，加之绝欲，则病去如扫。无如世人好色甚多，服药甚倦，遂至变生不测也。铎有神方，因载于后，听世采取耳。

早夺汤　岐天师传。治初出杨梅疮痘，神效。

人参一两　生黄芪一两　茯苓一两　当归一两　远志三钱　生甘草三钱　金银花一两　大黄一两　石膏一两　柴胡二钱　白术一两　天花粉三钱　水煎服，一剂大泻恶物，臭秽不堪；再服二剂，毒尽去矣；去大黄、石膏，加土茯苓二两，同前药再服四剂，必有疮影发于满身，在皮之内，而出于皮之外也；再服二剂全愈。

外表汤　治杨梅痘子。

黄芪一两　当归五钱　麦冬五钱　金银花一两　天花粉三钱　木通一两　泽泻二钱　柴胡二钱　黄芩二钱　生甘草二钱　水煎服。

齿窟疮

齿窟疮，因伤损齿牙，其齿堕落而成者也。盖人齿最深，其窟甚大，气血盛而易于长满，气血虚而艰于生合。其症高年老人尤多。夫齿虽有脏腑之分，而根实出于肾也，高老人肾精耗竭，无不虚者，所用饮食止可生气生血，不能生精，精少则肾气不生，而肾血又何易生乎？此齿窟之更难填实也。况兼贪饕，或用硬物硪破，少合而重伤，略满而再损，疼痛切骨连心者，往往然也。内用加味地黄丸以填其精，外用填齿散修之，自然精不涸而气血相助，则齿窟不至空缺也，即不生齿，而生肉必速矣。

加味地黄丸　内治齿伤成窟。

熟地五钱　山药三钱　山茱萸二钱　茯苓二钱　骨碎补二钱补骨脂二钱　丹皮二钱　当归五钱　麦冬三钱　泽泻一钱五分　气虚甚者，加人参五钱。水煎服，以齿满为期。

填齿散　外治齿窟。

人参一钱　骨碎补一钱　三七末一钱　同川蒺藜二钱　乳香一钱　鼠脊骨末一钱　各为末，用黄蜡化开，团成丸，如齿窟大，填入隙，数日即愈。如蜡化，频填自愈。

胎漏皮疮

胎漏皮疮，初生婴儿所长之疮也。有肉无皮，视之可痛。盖母食五辛之味，或餐燔熬炙炙等物，或父母有疮而坐孕，往往生无皮之子。然而伤热而生之者，其病轻；受毒而生之者，其病重。重者，母子必须同服化毒之药，则皮生而儿无死亡之祸，否则无不夭者。若因食热物而生者，虽半体头面皆无皮，不必母子同服解毒之药，但用白及雄黄散敷之自安也。

全蝎生皮散　岐天师传。治父母生疮，因产胎漏皮疮之子者，此方主之。

全蝎一两　生黄芪四两　金银花八两　生甘草一两　麦冬四两

各为末，蜜为丸。每日服五钱，子服三丸，一料全愈。

白及雄黄散 岐天师传。治食五辛热物，子生潟皮疮，神效。

白及一两　雄黄末三钱　各为末，掺之，自然生皮且又不痛，最神。

卷十一

风热疮

风热疮，多生于四肢、胸胁。初起如疙瘩，痒而难忍，爬之少快，多爬久搔，未有不成疮者。甚则鲜血淋漓，似疥非疥。乃肺经内热而外感风寒、寒热相激而皮毛受之，故成此症也。世人以防风通圣散治之，亦有愈者，然铎更有治其外而自愈，纪之以便不愿服药之男妇也。

三圣地肤汤　岐天师方。

地肤子一两　防风二钱　黄芩三钱　煎汤一大碗，加猪胆二个，取汁和药同煎，以鹅翎扫之，即止痒，痒止而疮亦尽愈。

黄水疮

黄水疮，又名滴脓疮，言其脓水流到之处，即便生疮，故名之也。此疮生在皮毛之外，不在肌肉之内。虽是脾经湿热，亦由肺经干燥，脾来顾母，本以湿气润母也，谁知此湿有热，热得湿而生虫，欲救母而反害母之皮肤也。治法内服除湿清热之药，而佐之凉血之味。血凉而热退，热退而水更清，亦易行也，湿热两除，何虫不死？又得外治以解其郁，毒又何能长存乎？故随洗而随愈也。

安体散　岐天师方。内治黄水疮。

茯苓三钱　苍术二钱　荆芥二钱　防风一钱　黄芩一钱　当归五钱　蒲公英二钱　半夏一钱　水煎服四剂。

舒解丹　岐天师传。外治黄水疮神效。

雄黄五钱　防风五钱　荆芥三钱　苦参三钱　水煎汤，取二碗，洗疮即愈。

粉黄膏　章云樵传，治黄水疮。

蛤粉一两　石膏五钱　轻粉五钱　黄柏五钱　共为细末。暑天用无根水，秋冬用麻油调敷。

伤守疮

伤守疮者，言不守禁忌也。凡生疮毒，必须坚守房帏，无论大小，皆宜如此。大疮毒而不守禁忌，必致丧亡；小疮毒而不守禁忌，必致痛苦。今名伤守者，犹言小疮疖也。医生错云伤手，岂搔抓能害之乎？凡犯色欲，其疮口必黑黯，痛如刀割，腐烂必深，非大补精血神气，万难奏效。内服加味补中益[①]气汤，或加味十全大补汤以补之，外用末药敷之，始可转危为安，变死为生也。

补中益气加金银花汤　祖传。治不慎色欲。

人参五钱　黄芪一两　柴胡一钱　升麻五分　生甘草一钱　当归五钱　陈皮五分　白术五钱　金银花一两　加枣二枚，水煎

---

① 益：原无，据聚贤堂本、纬文堂本、江东书局本及此下方名补。

服。如虚极者，倍加参、芪、归、术；寒虚者，加附子、肉桂各一钱，余不必加。

加味十全大补汤 祖传。治伤守疮。

熟地一两 川芎二钱 当归五钱 生黄芪一两 白术五钱 茯苓二钱 甘草一钱 肉桂一钱 白芍二钱 人参二钱 金银花一两 水煎服。

救败丹 岐天师传。外治伤守。

人参二钱 三七根末三钱 孩儿茶三钱 乳香一钱 白僵蚕二钱 轻粉一钱 发灰二钱 各为细末，掺于膏药内贴之。若不用膏药者，干掺妙，猪油调搽亦妙。

手足丫毒疮

手足丫毒疮，虽生于手足，名同而丫宜辨也。生于手丫者，属手经；生于足丫者，属足经。然手足亦宜辨也。生于手足之背丫者，是三阳经；生于手足之掌丫者，是三阴经。看其何经，而用何经之药，托里调中，更加引经之味，则计日可以奏效矣。倘内既服药，而外复加敷药以箍其毒，则毒不走散，一出脓而即安，尤治法之神也。手足丫毒近于井①穴，最宜早治，万勿因循，至轻变为重也。

全消饮 岐天师传。治手足丫毒疮。

当归三钱 生黄芪三钱 红花二钱 生地三钱 荆芥叶一钱五分 贝母一钱 茯苓二钱 黄柏二钱 地骨皮三钱 菊花根一把 水煎一碗，急服数剂，无不内消。若失治，一至溃烂，多费时

---

① 井：原作丹，形近而误，今改。

日矣。然肯服此方，亦不大溃。

箍毒神丹　岐天师传。外治手足丫毒疮。

地榆二钱　天花粉一钱　菊花根一把　生甘草一钱　芙蓉叶
十四叶　蒲公英鲜者，一把　将干研末，捣鲜药取汁，调之敷上，
则毒不走开，内自化矣。

胎窬疮

胎窬疮，乃初生小儿背上或有一二孔也，此等小儿，明是
脏腑不足，少气少血，以长皮肉也。倘虽有孔窬，而肉膜遮护，
犹有生机。急用气血峻补汤，大剂与母吞服，儿食其乳，尚有
生机。再嚼人参三七之片数，分填于孔窬之内，则气血壮旺，
生皮亦速也。敬孔窬之中无有脂膜，洞见脏腑，数日即死，救
之亦无益也。总补母之气血，一时填隙，而儿之先天大缺，仅
可延数年之日月，不能享百岁之光阴也。

气血峻补汤　治儿生胎窬疮。

黄芪一两　当归一两　白术五钱　川芎五钱　红花五分　益
母草一钱　水煎服二十剂，至月余后，可服补中益气汤数十剂。

湿毒疮

湿毒之疮，多生于两足，非在足胫，即在足踝，非在足
背，即在足跟，其故何也？盖湿从下受，而两足亲于地，故先
受之也。夫水湿之气寒冷者多，而一入人身之内，则人气熏蒸，
必变为热，湿热相合，内必生虫，故初起之时微痒者，正虫之
作祟，非止气血之不和也。治之法，必须去湿为主，而少加杀

虫之味，则愈病甚速，转不必解其热也，盖湿解而热自散。况生疮既久，流脓流水，气血必虚，安在热存乎。此除湿之所以神也。

除湿解毒汤 祖传。治湿毒足疮。

白术五钱 山药五钱 薏仁五钱 金银花一两 肉桂三分 泽泻二钱 乌桕根一把 水煎服，十剂自愈。如未愈者，再用龙马丹敷之，妙。

龙马丹 岐天师传。统治湿毒疮。

马齿苋二钱 黄柏五钱 陈年石灰二钱 轻粉一钱 地龙粪三钱 伏龙肝二钱 黄丹三钱 赤石脂三钱 各为细末，蜜调敷之，一二次即愈。

火丹疮 附赤白游风

火丹疮，遍身俱现红紫，与发斑相同。然斑随现随消，不若火丹，一身尽红且生疮也。发斑，热郁于内而发于外；火丹，热郁于外而趋于内。发于外者，有日散之机；趋于内者，有日深之势，故发斑轻而火丹重。然而火丹有二种：一赤火丹，一白火丹。赤色皮干，白色皮湿，似乎各异。而热郁于皮毛之外，由外而入内，则赤白无异也。大约赤者纯是肺经之火热，若色带白，乃是脾经之火热也。故赤者竟解肺经之热，补水之不足，以散火之有余，此消丹饮之为妙也。白者解脾经之热，利水湿之气，从膀胱而下走，不必又去外逐皮毛。盖湿气之盛，在脾而不在肺耳，此桑白分解散之所以妙也。更有一种赤白游风，往来不定，小儿最多，此症有似发斑，但发斑有一定之根，而赤白游风无一定之色，此胃火郁热不解，故亦结疮而不愈。治之法必须清热，而清热又必须凉血。盖血寒则凝滞不行，虽火得血而可止，终不能散火，此清火消丹所以妙也。三症分而治之，自有奇验，正不可混耳。

消丹饮　岐天师传。治红紫火丹。

玄参三两　升麻二钱　麦冬一两　桔梗二钱　生甘草一钱
水煎服，一剂丹化为无矣。小儿减药之半。

桑白分解散　伯高太师传。治白火丹。

薏仁二两　泽泻三钱　升麻一钱　天花粉三钱　桑白皮三钱
神曲三钱　水煎服，小儿减药之半。

清火消丹汤　岐天师传。治赤白游风丹。

生地一两　丹皮三钱　甘草一钱　玄参三钱　牛膝二钱　赤芍三钱　天花粉一钱　水煎服，二剂消半，四剂全消，小儿减半。赤游丹又可外治，用积年胞衣所化之水，和金汁涂之即消，神效。

经验方　外治小儿丹毒，皮肤热赤。

寒水石五钱　白土一分　为末，米醋调涂之。

内丹

内丹者，生赤色于皮毛之内，而外不十分显出也，点灯照之，若用纱裹朱砂而透明，故以内丹呼之。此等之丹，得于胎热。其母受胎之后，不忌热物，信口贪食，或感夏天风热，或好色浪战，皆能助火，火邪内攻，胎受其毒，而传气于小儿，乃发为丹毒也。此火欲出而不得遽出，隐隐外突于皮毛。倘发于腰脐而作痛，或大小便闭结不通，皆死症也。苟生于渊腋、京门等穴，或左或右，尚非死症，以热在胆经而不在肾经也。

方用荆芥祛风汤，实可救治。然救之亦必须早，盖内丹不早治，亦必死耳。

荆芥祛风汤 伯高太师传。治内丹。

荆芥二钱 甘草一钱 半夏五分 麦冬五钱 当归三钱 白芍三钱 水煎服，数剂愈。

散丹汤 岐天师传。治火丹。

当归三钱 生甘草一钱 赤芍药三钱 大黄一钱 丹皮二钱柴胡八分 黄芩一钱 水煎服，二剂愈。

飞灶丹

小儿丹毒有十种：一飞灶，二吉灶，三鬼火，四天火，五天灶，六水激，七胡次，八野火，九烟火，十胡漏也，皆父母胎毒所成。治症必须辨明，不可混治。丹症原是难治之病，况又辨之不明，妄用药饵，安得十全。且各丹不依症早治，攻入肠胃，十无一生，可不慎乎！飞灶丹者，从头顶上红肿起，此火毒在泥丸也，本是难救，然急用葱白捣自然汁，调白及、炒黄柏，涂之即消，又不可不知也。

及柏散

白及三钱 黄柏三钱，炒 各为细末，急用葱白捣烂，取自然汁，涂在泥丸顶上，一昼夜即消。

吉灶丹

吉灶丹，从头上向脑后红肿者是。亦有肿而作疼者，尤为可畏。是足太阳膀胱风热，故作痛也，更有浑身作热者。内宜服防风通圣散加减治之，外宜用紫荆散调搽自愈。

防风通圣散 世传方。

防风 荆芥 连翘 麻黄 薄荷 川芎 当归 白芍 白术 山栀子 大黄 芒硝 黄芩 石膏 桔梗 甘草 滑石等分，水煎服。

紫荆散

紫荆皮一钱 赤小豆一钱 荆芥一钱 地榆一钱 各等分为细末，以鸡子清调涂，神效。

鬼火丹

鬼火丹，先面上赤肿，后渐渐由头而下至身亦赤肿也，是手足阳明经内风热。治宜用白虎汤以泄胃热，加防风、荆芥、薄荷、桑白皮、葛根以散其风，引其从皮毛而外散也。然大肠亦热，何故不泻大肠之火？不知胃之火甚于大肠，胃火散而大肠火亦散，不必又治之也。但外用伏龙散末，以鸡子清调搽尤妙。

白虎加味汤 世传方。内治鬼火丹。

石膏二钱 知母一钱 麦冬三钱 半夏一钱 防风一分 荆芥二钱 薄荷一钱 甘草一钱 桑白皮二钱 葛根一钱 竹叶三十片 水煎服二剂。

伏龙散 家传。外治鬼火丹。

伏龙肝末三钱 炒黄柏三钱 为末，鸡子清调搽，神效。

天火丹

天火丹，从脊背先起赤点，后则渐渐赤肿成一片，是肾、督脉中热毒，兼足太阳经风热。宜治肾而并治膀胱为是，不可纯用防风通圣也。外用桑榆散外敷，则得之矣。

解苦散 岐天师传。内治天火丹。

玄参五钱　生地五钱　羌活一钱　黄柏二钱　白茯苓三钱升麻五分　丹皮三钱　水煎服，四剂自散。

桑榆散 家传。外治天火丹。

地榆二钱　桑白皮二钱　羌活一钱　玄参三钱　各为细末，羊脂熔化调涂。

天灶丹

天灶丹，从两臂起赤肿，少黄色，或止一臂见之，皆手阳明经风热。内服解毒之药，外用柳枝烧灰为末，水调涂之，亦易愈也。盖天灶丹，乃丹毒之最轻者，故亦可轻治之耳。

轻解散 岐天师传。内治天灶丹。

防风五分　麦冬三钱　生地三钱　桑白皮二钱　黄芩一钱柴胡八分　白芍三钱　天花粉五分　水煎服，二剂。

柳灰散 家传。外治天灶丹。

柳枝烧灰，五钱　荆芥炒末，二钱　滑石三钱　生甘草二钱为末，水调涂之即愈。

水激丹

水激丹，初生于两胁，虚肿红热，乃足少阳胆经风火也。此丹亦热之轻者，治胆经之火而去其风，可计日而痊也。方用加味小柴胡汤治之最神，外更以敷药涂搽，又何患乎？

加味小柴胡汤

柴胡一钱　半夏五分　甘草五分　黄芩一钱　陈皮三分　白芍二钱　防风五分　荆芥一钱　水煎服，数剂丹消。

缺屑散

生缺屑二钱　母猪粪烧灰，二钱　和蜡水调涂，妙。

胡次丹

胡次丹，先从脐上起黄肿，是任经湿热也。去其湿热而丹毒自散。古人用三黄解毒汤，未免过峻，恐小儿气虚难受。铎受异人之传，另用化湿饮方治之，尤觉安稳，更用槟榔外治，万无一失也。

化湿饮　岐天师传。内治胡次丹。

白果十个　白术一钱　黄柏二钱　山药二钱　茯苓三钱　泽泻一钱　木通一钱　赤芍二钱　荆芥一钱　天花粉一钱　水煎服。

槟榔散

槟榔为末，二钱　生甘草一钱　米醋调搽自愈。

野火丹

野火丹，从两腿上起赤肿，痛甚，如火之烧，乃足阳明胃经风热也。内服凉膈散加减，外以羊脂调末药，涂搽自易愈也。此丹虽火盛极，不可信是胃经热炽，竟用石膏汤与泻黄散也，恐小儿脾胃欠实，不禁大泻，反恐胃气损伤，转难救耳。

凉膈散　世传。内治野火丹。

连翘二钱　大黄一钱　芒硝五分　甘草一钱　栀子二钱　黄

芩二钱　薄荷一钱　茯苓一钱　水煎服二剂。

消肿散　岐天师传。外治野火丹。

乳香一钱　白及一钱　火丹草一钱　各为末，羊脂调涂，妙。

烟火丹

烟火丹，有从两足跗起，赤色肿痛，乃足三阳经风热也。亦有从足底心起，乃足少阴肾经大热也。内宜服滋阴抑火之药，使水旺足以制火也，外以末药兼治为妙。

抑火制阳丹　岐天师传。内治烟火丹。

玄参五钱　豨莶草二钱　黄柏一钱　生地三钱　熟地一两　丹皮三钱　细甘草一钱　沙参二钱　牛膝一钱　金钗石斛二钱　水煎服。

柏土散　家传。外治烟火丹。

猪槽下土　黄柏末　蜜调，涂之自愈。

胡漏丹

胡漏丹，从阴上起黄肿，皆厥阴肝经虚火发于外也。内宜服补阴精散风火之药，外用末药调搽可愈。倘用当归龙荟丸与泻青散，皆不能成功耳。以上丹症，小儿百日内发者，不论是何丹，皆胎毒也，三日内治之，皆可救，迟则无及矣。倘百日之外生丹者，迟尚不至于死亡，然亦必须急治，不可令其入腹，一入腹亦难救。故腹胀不饮乳者，必死无疑。盖丹症能食乳者，皆可治疗，以其胃气之未绝也。更有一种红线瘤者，尤难救援，以父服热药，遗热在胎，非药所能解耳。

清散汤　岐天师传。内治胡漏丹。

白术一钱　茯苓一钱　甘草五分　当归二钱　炒栀子一钱
荆芥一钱　防风三分　生地二钱　麦冬二钱　黄柏一钱　水煎服。

屋土散　岐天师传。外治胡漏丹。

瓦上陈土　炒黄柏　生甘草　各研细末，蜜与醋同调涂
即消。

粉瘿瘤

瘿与瘤虽俱生于肌上，而瘿生于颈下，瘤则不止生于颈也；
瘿则不破，瘤则久而破者多矣。瘿感沙水之气，皮宽不急，捶
捶然也。古云瘿有三种：一血瘿，一肉瘿，一气瘿。血可破，
肉可割，气可针。其实三种俱宜内消，不宜外治。惟瘤则可外
治也，然亦有宜有不宜者。大约粉瘤宜用外治。盖粉瘤大而必软，
久则加大，似乎有脓而非脓也，乃是粉浆藏于其内，挤出宛如
线香焚后之滓，又受水湿之状。如已破矣，必挤净后用生肌药
搽之，不再生，否则仍复长也。初生此瘤，必须治之，如不治，
日必大甚，亦被其累。当用艾灸十数壮，即以醋磨雄黄涂纸上，
剪如螺蛳盖大，贴灸处，外用膏药贴，一二日一换，挤出其脓
必愈，妙法也。

消瘿散　岐天师传。统治各瘿。

海藻一钱　龙胆草一钱　昆布五分　土瓜①根二钱　半夏一钱
小麦面一撮　甘草一钱　干姜五分　附子一片　水煎，十剂必散。

化瘿丹　仲景夫子传。治诸瘿。

---

① 瓜：原作"抓"，字之误，今改。

海藻三钱　桔梗三钱　生甘草一钱　陈皮一钱　半夏三钱
茯苓五钱　水煎服。

筋瘤　骨瘤　石瘤

筋瘤者，乃筋结成于体上也。初起之时，必然细小，按之
乃筋也，筋蓄则屈，屈久成瘤而渐大矣。然虽渐大，亦不甚大
也。固是筋瘤，亦无大害，竟可以不治置之。若至大时，妄用
刀针，往往伤筋，反至死亡，故筋瘤忌割也。必要割去，亦宜
于初生之日，以芫花煮细扣线系之，日久自落。因线系而筋不
能长大。或可用利刀割断，辄用止血生肌之药敷之，可庆安全。
倘初生根大，难用线系，万不可轻试利刀割断也。至于骨瘤石
瘤，亦生皮肤之上，按之如有一骨生于其中，或如石之坚，按
之不疼者是也。皆不可外治，或用陷肿散内治则可。

陷肿散　《千金方》，岐天师加减。治骨瘤、石瘤。

乌贼鱼骨一钱　白石英二分　石硫黄二分　钟乳三分　紫石
二分　干姜一钱　丹参八分　琥珀末一钱　大黄一钱　附子三分
朝燕尿一钱　石矾一钱　水煎服，十剂全消。

消瘤丹　仲景公传。可消诸瘤。

白术三两　茯苓十两　人参三两　陈皮三钱　生甘草一两
薏仁五两　芡实五两　泽泻五两　半夏五两　各为末，米饭为丸，
常服自消。

气瘤

瘤何名之曰气？盖有时小，有时大，乃随气之消长也。断

宜内散，不宜外治。既随气消长，亦可随气治之。其症不痛不红，皮色与瘤处同也，其赘则软而不硬，气旺则小，气衰反大，气舒则宽，气郁则急。故治法必须补其正气，开其郁气，则气瘤自散矣。古人有用枳壳扣其外，以艾火在外灸之，似亦近理，然终非妙法也。不若纯用补气之味，而佐之开郁散滞之品，即不全消，亦必不添增其火也。

沉香化气丸 岐天师传。治气瘤。

沉香一两　木香二两　白芍四两　白术八两　人参二两　黄芪八两　枳壳一两　槟榔一两　茯苓四两　香附二两　附子五钱　天花粉四两　各为细末，蜜为丸。每日服三钱，一料全消。

外治 仲景张公密传。统治各瘤神效，但不可治日久之瘤也。小瘤根细最效。

水银一钱　儿茶二钱　共研至无星为度，加入冰片二分，再加入麝香五厘，再研，又入硼砂五厘，再研，不见水银始可用。此药敷于瘤处，肉瘤、血瘤、粉瘤、气瘤俱化为水，约三日必消尽。然后服消瘤丹，每用一两，滚水吞服，不拘时，如筋骨之瘤，内外二法俱不必用，盖二瘤无害于人，不必治亦不须①治也。

血瘤赘

血瘤而赘生于皮外者，乃脏腑之血瘀，而又有湿气入于血中，故生于外也。初生之时，亦有细于发者，久之而大矣，小者如胆，大者如茄，以利刀割断，即用银烙匙烧红，一烙即止

① 须：原作"必"，涉上而误，今据聚贤堂本、纬文堂本、江东书局本改。

血，且不溃，不再生也。否则复出血瘤，一月如旧。铎于腋中曾生此瘤，甚小，如细指也，偶尔发痒。友人给生八角虱，余心疑而更痒。自思虱遇水银则死，而书斋之中无水银也。曾为人治下疳，方中用水银，乃取而擦腋下甚重，至痛而止，夜卧则忘其痛矣，早起见席上有血筋一条，取观之，乃腋下所生血瘤已堕落矣。余啮之不能断，始知前方能去瘤也。因商酌载之，治初起之瘤颇多验。

银锈散 家传。治初起血瘤。

水银一钱 冰片三分 轻粉一钱 儿茶三钱 黄柏二钱 潮脑一钱 镜锈一钱 贝母一钱 各为末，搓擦即堕落。

肉瘤赘

肉瘤，乃于皮上生一瘤，宛如肉也。初生如桃如栗，渐渐加大如拳，其根皆阔大，非若血瘤之根细小也。不疼不痒，不红不溃，不软不硬，不冷不热，其形可丑，而病则不苦也。此等之瘤，皆犯神道之忌，故生于四体，以纪罪衍，不妨顺受。倘必欲治之，用刀割伤，用火烧灸，不特无功，转添痛楚矣。

内托外消散 治肉瘤、血瘤、粉瘤。张仲景真人传。盖湿热生耳。

水银一两 儿茶二两，共研至无星为度 冰片一钱 轻粉三钱 麝香五分 又入硼砂五分 不见水银始可用。以此药敷于瘤处，肉瘤、粉瘤俱化为水，约三日必消尽。然后再服汤药，用人参二钱、白术三钱、茯苓三钱、陈皮五分、生甘草五分、柴胡八分、白芍三钱，水煎服，十剂永断根矣。如筋瘤难治，然亦不必治也。骨瘤亦不必治，终身大如杏也。

治肉瘤，或男妇生在面上、颈上、手上，即可去之。

白芷五分、人参五分，煎汤。生半夏十粒，泡于白芷、人参之内数日，将半夏切平，频擦患处，效如手取。但不可治痰血之瘤也，恐难收口。铎^①又选传。

---

① 铎：原作"钱"，据江东书局本改。

卷十二

走马牙疳

走马牙疳，小儿之病也。小儿多食肥甘，肠胃难化，积而不散，其火上炎，且小儿又是纯阳，原多火也，火多必须水解。小儿食既不化，何生水乎？水既不生，则胃火益炽，齿牙又胃之部位也，故火结而成疳矣。牙已生疳，而儿又索食所喜者，必水果居多，本欲得水果以解渴也，谁知胃已有热，又加水湿，则湿热相合，而疳病更重矣。走马牙疳者，言其势如走马之急也。火重则急，火轻则缓。若不早治，则火烁津液，牙龈蚀断，齿多脱落而死者有矣。治之得法，往往有响应者。大约内服清胃之药，外用白绿丹，无不神效也。

清胃消疳汤 岐天师传。内治走马牙疳。

石膏一钱 人参三分 芦荟一钱 黄柏五分 茯苓一钱 炙甘草三分 生地一钱 天花粉一钱 水煎服，数剂必轻。

白绿丹 外治走马牙疳。

人中白一钱，煅 铜绿三分 麝香一分 蚯蚓二条，葱白汁浸，火炙为末 各为细末，敷之立愈。

口疳

口生疳疮，皮破涎流，重者每每血出，甚而唇吻腮颊俱烂。此乃胃中有热，又食生冷水果，重添其湿，湿热相兼，因其生疳而至烂，内生细虫以蚀皮蚀肉也。夫胃中湿热，何上发于口？盖口乃脾之窍，而脾乃胃之妻也，况脾胃为表里，脾之窍即胃之窍也。而胃之经络，又左右而绕唇口，且热乃火也，火性上炎，湿借火而上沸，故口上应之也。治法内服泻导汤泻胃之热，导脾之湿；外用榄核散搽之，可计日而愈矣。

泻导汤　治口生疳疮。

石膏一钱　茯苓二钱　滑石二钱　泽泻一钱五分　甘草五分
黄柏一钱　贝母一钱　水煎服，小儿减半，二剂即用搽药。

榄核散　外治口疳。

橄榄干一钱　儿茶一钱　冰片五厘　白薇三分　生甘草三分
百部三分　各为细末，日日搽之，每日搽五次，数日即愈。

鼻疳

鼻内生疮，痒时难忍，欲嚏而不能，欲忍而不得，言语糊涂，声音闭塞，此鼻疳也。夫鼻之窍乃肺之窍也，肺病而气难宣，则鼻乃生疮矣。故鼻疳虽是鼻之病，其实肺之病也。夫肺病宜肺内生痈，乃不生于肺中，而生于鼻之内者，以热而兼湿也。热乃火也，湿乃水也，水能制火，故火在肺而不致生痈。火炎于鼻，而水不能上升，鼻之窍细小，然不能散火也，故成疳而不成痈矣。虽不成痈，而疳之毒亦不易化。去其湿热，则水下行而火上散，然后以外药吹之，是气通而毒消矣。

化散汤 岐天师传。内治鼻疳。

青黛二钱 桔梗二钱 白芷八分 百部一钱 茯苓三钱 木通一钱 黄芩二钱 天冬三钱 玄参二钱 甘草一钱 辛夷五分 水煎服四剂。

通气丹 家传。外治鼻疳。

儿茶三钱 苏叶一钱 雄黄一钱 轻粉五分 冰片一分 锅脐烟五分 细辛三分 各研为细末，吹入鼻孔中，日三次，数日愈。

绿白散 外治鼻疳，且治肾疳、头疮、耳疮，俱效。

石绿一钱 白芷一钱 黄柏一钱 为末，先以甘草水洗疮，拭净敷之，一日即愈。

喉疳

喉疳之疮，即双蛾之症也。有阴有阳，阴乃少阴之君火，阳乃少阳之相火也。二症最急，若不早治，一二日间，死生系之，轻缓而重急也。阴火症用八味地黄汤神效，阳火症内服解火之剂，外用吹药，亦效应如响。总不可缓治之也。

八味地黄汤 仲景张真君方。治阴症喉疳。

熟地一两 山药四钱 山茱萸四钱 茯苓二钱 丹皮二钱 泽泻二钱 附子一钱 肉桂一钱 水煎一碗，探冷服，一连数剂全愈。

牛黄至宝丹 岐天师传。治阳火口疳。

牛黄一分 胆矾二分 皂角末一分 麝香三厘 冰片一分 儿茶五分 百草霜一钱 共为末，和匀，吹入喉中五厘，必大吐痰而愈，后用煎剂救喉汤。

救急汤　岐天师传。治阴阳二火喉痹。

青黛二钱　山豆根二钱　玄参五钱　麦冬五钱　甘草一钱
天花粉三钱　生地五钱　水煎服数剂，不再发。

月蚀疮

月蚀疮者，多生于耳边，或耳之下也。此疮小儿生居多。然足阳明胃经无湿热，与足少阳胆经无郁气，则不生此疮也。然此乃小疮耳，不必内治。倘其疮大，而蚀不止者，必宜内治为佳。内治之法，泻胃与小肠之湿热，而外用末药调搽，断不久延也。设或疮蚀不大，是湿热不炽，何必用内治之法哉？

龙化丹　岐天师传。治月蚀疮。

黄丹一钱　赤枯矾一钱　蚯蚓粪三钱　冰片一分　轻粉三分
烟胶一钱　炉甘石一钱　各为末，研细，用香油调搽，数日即愈。

粉灰散　岐天师传。治小儿耳烂生疮。

轻粉一钱　枣子烧灰，一钱　蚯蚓粪火焙干，五钱　生甘草五钱　各研末，油调搽即愈。

旋指疳

疳疮生于手足，最不易治，以十二经井①穴多起于手足也。井穴既有十二经之分，则疳生于少商宜治肺，生于少冲宜治心，

---

① 井：原作"丹"，字之误，今据聚贤堂本、纬文堂本、江东书局本及此下文例改。

中医非物质文化遗产临床经典读本

生于大敦宜治肝，生于①隐白宜治脾，生于②涌泉宜治肾矣；生于中冲宜治心包络，生于商阳宜治大肠，生于少泽宜治小肠，生于窍阴宜治胆，生于厉兑宜治胃，生于至阴宜治膀胱，生于关冲宜治三焦矣。然而手足者，四肢也，四肢属脾之部位，故疳虽生于十二经之井边，而治法断不可单治井经也。盖疳之生也，本于脾脏之湿热也，湿热善腐诸物，长夏正湿热盛之时也，不见万物之俱腐乎？故治法必须治脾之湿热为主。治脾而胃亦不可置之也，脾胃表里，治则同治耳。或见疳生于井穴，少分各井而佐之何经③之药，尤治之神也。

加味五苓散 祖传。治手足旋指疳。

白术二钱 苍术二钱 金银花五钱 猪苓一钱五分 泽泻一钱五分 肉桂二分 龙胆草二钱 茯苓三钱 天花粉三钱 水煎服，四剂后以外治治之。

六星丹 岐天师传。外治旋指疳，神效。

儿茶五钱 雄黄一钱 冰片二分 轻粉三分 滑石二钱 血竭五分 各为绝细末，先以炙甘草三钱、苦参五钱煎汤洗之，后搽之。

袖手疳

袖手疳者，生龟头之颈上，皮包于内，而外不显也。凡龟头生疳疮，多是淫毒所感，因嫖妓而得也。然而因嫖而生者，不止生于龟之颈，今止生于龟头，而外又皮裹之，乃肿于皮肉

---

① 肝生于：此三字原无，今据聚贤堂本、纬文堂本、江东书局本补。

② 脾生于：此三字原无，今据聚贤堂本、纬文堂本、江东书局本补。

③ 经：原作"井"，今据聚贤堂本、纬文堂本、江东书局本改。

之内也，非淫疮实热疮也。内用泻火祛毒之药数剂，然后以外药水浸之，自必收功。

暗治饮 治袖手疮。

黄柏三钱　茯苓五钱　蒲公英三钱　柴胡一钱　白芍五钱
生甘草一钱　龙胆草一钱　豨莶草二钱　水煎服，服数剂。

外护丹

猪胆二个，取汁　龙胆草三钱，煎汁　蚯蚓五条，捣烂　用二汁淋洗，去蚯蚓，加入冰片末三分，入鸡蛋壳内，套在龟头上，浸之渐愈。

臊疳

臊疳生于玉茎之上，亦杨梅之先兆也。然梅疮甚毒，多得之于妓女、龙阳之子。倘未交二种，止于妻妾中得之，此自己本有湿热，或加恼怒，而强暴动淫，亦能生疮。疮名臊疳，以肝性主臊，故疳亦以臊名之也。内用平肝之剂，外用六星丹搽之，无不痊也。

化淫消毒汤

白芍一两　当归五钱　炒栀子三钱　苍术三钱　生甘草一钱
金银花一两　青黛三钱　生地三钱　土茯苓五钱　水煎服，四剂愈。

阴疳

阴疳者，生疮于阴户之内也，时痛时痒，往往有不可忍之状，其气腥臊作臭，无物可以解痒，倘愈交接，则愈痛矣，最可怜之症也。此疮多因于欲火之动，而又有湿感之，火炎水流，两相牵制，留而闭结，乃化而生疮也，久则生虫。此虫虽生于阴户，然实化于肝肾。或思男子而不可得，火以成之也；或交男子而感其精毒，以长之也。总无湿不生虫，亦无湿不生疮也，当细察其由来治之。内治之后，仍以外治同施，鲜不即痊矣。

加味逍遥散　家传方。内治阴疮。

柴胡二钱　白术五钱　茯苓三钱　甘草一钱　白芍五钱　陈皮一钱　当归二钱　炒栀子三钱　荆芥一钱　防风五分　龙胆二钱　天花粉二钱　玄参五钱　水煎，服八剂。

桃仁散　岐天师方。外治阴疮。

桃仁二十一粒，研烂　雄黄末二钱　白薇末二钱　炙甘草五分各研细末，蘸鸡肝内，纳阴户中，日三易之，先用针刺鸡肝无数孔，纳之。

妒精疮

妒精疮，乃生于玉茎，亦腺疮、袖手疮之类也。人生最妒，而精亦妒。精妒症有二种：一妒不洁之精，一妒太洁之精也。不洁之精必有毒气，太洁之精必有火气，故玉茎不交败精之阴户，断不生疮。阴户蓄精，尚未流出，一旦重接，鲜不生疮矣。此等之疮，其症尚轻，外用五根汤洗之，再用首经散搽抹则愈矣，不必又用败毒汤剂而内治之也。

首经散　岐天师传。治妒精疮疮，并治诸疮。

室女首经抹布烧灰，加轻粉二分、冰片一分，各研细末，搽之立效。

无辜疳伤疮

无辜疳疮，乃鸟粪或羽毛从天下降于人身，感而生疳疮也。盖各鸟所食，多是蛇、蝎、蜈蚣之类，其粪最毒，而羽毛亦未尝不毒也。小儿不知其故，或逢落或见粪堕羽可珍，手携口衔，其毒因之而入于脏腑，久则发出于皮肤，乃生疮生疳矣。或生于脑后，或生于项边，结核如弹丸，推之则动，软而不疼，岁久失治，羸瘦壮热，便脓便血，头骨缝开，肢体生疮而溃烂矣。治法亦须消毒为主。小儿得此，尤宜早治。

消辜汤　岐天师传方。治无辜疳疮。

天花粉一钱　贝母一钱　蔷薇根三钱　杏仁十四粒　桔梗一钱　黄矾五分　白蒺藜一钱　乌梅一个　槟榔五分　乌柏根二钱　白芍二钱　人参五分　水煎服，十剂可消，大人倍之。

湮尻疮

湮尻疮，生于新生之儿，或在颐下项边，或在颊肢窝内，或在两腿丫中，皆湿热之气湮烂而成疮也。夫小儿新生何遽多湿热？虽遗尿小便，未易即干，然下身或多潮气，不宜上身而亦沾染也。盖因乳母绷缚手足，看顾不到，适逢天气炎热，蒸裹太甚，因而湮烂。身中本无湿热，何必又治湿热之多事乎？将伏龙肝一味，不拘多少，捣极细末，佐之滑石末少许，不可太多，掺在患处，用纸隔之即愈。

龙石散　治湮尻疮。

伏龙肝不拘多少，为细末，滑石少许，各为极细末，和匀，掺在疮上，外用草纸隔之，数日即愈。

落脐疮

落脐疮，乃小儿之症也。小儿自落脐带之后，何便生疮？夫脐，人之命根也，此处生疮，多变风症，风症一成，命根将绝，去生便远，可不亟治之乎？不知脐落生疮，亦感染水湿而成之也。必因乳母失于照管，落脐之时，脐汁未干，或加溺以伤之，或洗浴而不加拭揩，遂致湿以加湿，而疮口遂至于不合也。治宜去湿为主，而少加生肌之药，则脐复完固，无湿而疮自愈也。

去湿生肌散 岐天师传方。治落脐后生疮。

茯苓一钱 贝母三分 枯矾三分 草纸灰五分 雄黄二分 三七三分 共为末，入在脐内，用纸包之即愈。

脐漏疮

脐中生疮，时时流脓血，名脐漏疮。皆不慎欲纵色，或因气恼，而故借房帏以怡情消忿，遂至生疮成漏也。若但治漏疮，而不绝欲戒气，断有死亡之祸。必须内治为佳，纵色者，用补中益气加熟地、山茱以治之；动怒者，亦用前方加白芍、当归、丹皮、熟地以治。外更用艾灸脐上，加生肌散填满脐口，一日一换，始可奏功也。

加味补中益气汤 祖传方。内治脐漏疮。

人参三钱 黄芪五钱 白术一两 当归三钱 柴胡八分 升麻四分 生甘草一钱 陈皮一钱 金银花一两 水煎服。纵色者，加熟地一两、山茱萸四钱；动怒者，加白芍药一两、当归二钱、丹皮三钱、熟地五钱。

生肌散 外治脐漏疮。方载后卷。

金刃疮附[①]自刎

金刃疮，乃刀伤之疮也。误伤者，心不动而失血，其症轻；自刎者，心大动而失血，其症重；或自割其皮，自切其肉，倘无激怒而伤之，其症犹在轻重之间；惟涕泣而刎颈，郁怒而断指，其症皆重也。盖破伤血失，则止有一线之气相养，使五脏平和，尚可补气以生血，活血以生肌也。苟或求死不得，而伤心更甚，补气必至添嗔，活血必至开裂，安能服药以收功乎？必须劝其解怒以平肝，消愁以养脾，宽怀以安心，然后用补气补血之药，而佐之止痛生肌之味，始可奏效。否则，疮不能愈，而命不可夺也。

加味补血汤 祖传。治金刃自伤将死者，俱可救。若伤轻者，减半救之。

生黄芪一两至二三两 当归五钱至一二两 三七末五钱 没药末二钱 白及三钱至一两 白芍五钱 水煎服数剂，断无性命之忧。

完肤丹 岐天师传。外治金刃伤血出，最神效。

三七末一两 乳香末二钱 陈年石灰一两 血竭三钱 女人裤裆末一钱 人参二钱 各为细末，掺上即止血生肌。如金疮作痛，先用牛膝捣敷，立止，梅师方也。

---

① 附：原无，今据原书目录补。

火烧疮

火烧疮，遍身烧如黑色者难救，或烧轻而不至身黑者，犹或疗也。然而皮焦肉卷，疼痛难熬，有百计千方用之而不验者，以火毒内攻，而治之不得法也。故治火烧之症，必须内外同治，则火毒易解也。

救焚汤 岐天师传。外治火烧如神。

黄葵花一两，晒干为末 大黄一两 滑石一两 刘寄奴三钱 井中苔五钱，身佩，为末 丝瓜叶二十片，晒干，为末 以蜜调敷，不痛且易生合，又不烂也，神效。平日修合，临时恐不能成。

汤烫疮

汤烫疮，乃百沸汤、滚热油与滚粥等物，忽然猝伤，因而遭害。遂至一时皮溻内烂成疮也。此等之疮，正所谓意外之变，非气血内损也。轻则害在皮肤，重则害在肌肉，尤甚者害在脏腑。害在脏腑者，多至杀人。然内治得法，亦可救也。内用托药，则火毒不愁内攻，外以蚌津散汁数扫之，即应验如响。如焮赤溃烂，用归蜡膏拔毒止痛，尤易生肌。

祛火外消汤 岐天师传。外治汤烫、油烧等症神验。

地榆五钱 白及三钱 柏叶三钱 炒栀子二钱 白芍五钱 当归五钱 生甘草一钱 水煎服二剂。伤轻者，药减半。

蚌津散 外治汤烫、油泡等症。方载后。

二黄散 传世方。

大黄炒 黄柏炒 各为细末，以鸡子清调之，搽上最妙。

《卫生宝鉴》用苦参末，香油调敷，亦效。

毛粉散 缪仲淳传。治汤火伤神效。

猪毛煅存性，研细末，加轻粉、白硼砂少许，麻油调和，敷之立效，无瘢痕。

归蜡膏 治汤火伤疮，嫩赤溃烂，用此生肌拔热止痛。

当归一两 黄蜡一两 麻油四两 以油煎当归焦黄，去滓，纳蜡，搅成膏，出火毒，摊贴最效。出《和剂局方》。

又方

王不留行焙干为末，麻油调敷。或丝瓜叶为末，如前调亦妙。

含腮疮

含腮疮，生于两颊之上，在人、小儿皆有之。此疮初生时，如水痘大一小疮也，日久渐大，蚀破腮颊，故以含腮名之。皆好食肥甘，以至成毒而生疮也。必须早治之，不可因循时日，日久破透腮颊，反难治疗。先以盐汤时时漱口，次用二金散敷搽，即可愈也。

二金散 世传方。外治含腮疮最效。

鸡内金一钱 郁金一钱 各为末，先用盐汤漱净，次用药上之，数次即效。

皴裂疮

皴裂疮，皆营工手艺之辈，赤手空拳，犯风弄水而成者也，不止行船、推车、打鱼、染匠始生此疮。皮破者痛犹轻，纹裂者疼必甚。论理亦可内治，然而辛苦动劳之人，气血未有不旺者，亦无藉于内治。或带疾病而勉强行工者，即宜内治，又恐无力买药，不若外治之便矣。先用地骨皮、白矾煎汤洗之至软，次用蜡、羊油炼熟，入轻粉一钱，搽之为神。

八珍汤加减　内治皲裂疮。

当归二钱　芍药三钱　生甘草一钱　茯苓二钱　白术一钱熟地三钱　川芎八分　薏仁三钱　水煎服数剂可止。

皮矾散　外治皲裂疮。

地骨皮五钱　白矾三钱　煎汤洗之至软，后用蜡、羊油熬熟一两，入轻粉一钱，研为末，调匀，搽之即愈。

漆疮

漆疮者，闻生漆之气而生疮也。盖漆之气，本无大毒，以漆能收湿，人之肺经偶有微湿，而漆气侵之，则肺气敛藏，不敢内润于皮毛，而漆之气欺肺气之怯，反入于人身，彼此相格，而皮肤肿起发痒矣。痒必至于抓搔，抓搔重而发疼，不啻如火之制肤而燥裂也。倘用漆之时，用蜀椒研末涂诸鼻孔，虽近于漆器，亦不生疮，无如世人之懒用也。如一时闻漆之气，即用薄荷、柳叶、白矾煎汤饮之，亦不生疮。即既已生疮，以此三味洗之三五遍，亦愈矣。若犹不愈，以蟹黄搽之，内服芝麻油一二碗，无不安也。

《千金方》　治漆疮作痒。

芒硝五钱　煎汤，遍痒处涂之即止。

又方　治漆疮作痒。

贯众研末，油调涂即愈。

又方 神效。

荷叶一片 煎汤一二碗，少温洗之即愈。

冻疮

冻疮，犯寒风冷气而生者也。贫贱人多生于手足，富贵人多犯于耳面。先肿后痛，痛久则破而成疮，北地严寒尤多。此症更有冷极而得者，手足十指尚有堕落者。以犬粪经霜而白者，烧灰，芝麻油搽调最妙。倘气虚者，必须补气；血虚者，必须补血。外用附子末，楝树子肉捣搽自愈。倘用甘草、黄柏、松叶、大黄之类，俱不见十分全效矣。至手足堕落者，止可存其手足，用补中益气之剂救之，十指不能不烂，未必能重活之也。

狗粪散 外治手足冻裂。

干狗粪为细末，用白粪为炒，烧灰存性，以绝细为度，麻油调敷，数次即愈。用西瓜皮、柏①油等药俱不效，此方特奇。

箭毒疮

箭毒疮，因箭头铁镞用毒药煮过，而人身中伤，必疼痛欲死也。近人用箭，未必皆用毒药矣。倘若中毒，必须解毒为妙。有箭头在肉不出者，若无毒，不必用刀割之，必用腌久猪腿骨头，以火炙一边，必有油髓流下，以器盛之，俟其流下，取油搽其箭伤之处，必然发痒，再轻轻频搽，久则箭头自外透出矣。如有毒而没入者，必用刀割肉取出。大约有毒者，内外皮肉皆

---

① 柏：原作"㮡"，义晦，江东书局本作"柏"，今改。

黑。但红黄不变黑者，乃无毒之箭伤也。凡毒箭伤，而去其镞头者，必须觅妇人月水洗之，方解其毒耳。

山羊酒　岐天师传。治箭头不出，并可治跌打损伤。

山羊血一钱　三七三钱，为末　黑糖五钱　童便一合　酒一碗，调匀饮之，不必大醉，久则伤气，必痒。箭后渐出近皮。一拔即出，以三七末敷之。

卷十三

跌打损伤疮附破伤风

跌打损伤疮，皆瘀血在内而不散也。血不活则瘀不能去，瘀不去则折不能续。初伤之时，必须内服活血止痛之药，外用三七研末，加酒调烂敷之，痛即止，血则散。疮上如沾三七末干燥，再不溃矣。如不沾者，频用三七末掺之，多用三七药末调服尤妙。倘不破损，用前药不效者，此日久瘀血留中，非草木之味所能独散也。必须加入水蛭三钱、当归、大黄、白芍治之，连用三剂，瘀血无不即散，而痛亦止矣。三剂之外，断不可多服，仍单服三七，未有不愈者矣。如破伤风，头痛寒热，角弓反张，如痓状，用蚕鳖散最妙。

散瘀至神汤 岐天师传方。治跌打损伤至重者。

三七三钱 当归五钱 白芍五钱 大黄三钱 丹皮三钱 枳壳一钱 桃仁十四粒 生地五钱 大小蓟三钱 红花一钱 水酒各半，煎八分服。如日久疼痛，或皮肉不破而疼痛，加水蛭，切碎如米大，烈火炒黑，研碎，煎前药，煎好，加入水蛭末吞服，三剂则不痛矣。其水蛭必须炒黑，万不可半生，则反害人矣。

蚕鳖散 传世方。治破伤风疮。

川芎一钱　当归一钱五分　红花四分　羌活六分　防风八分
白僵蚕一钱二分　土鳖虫七个，捣碎　穿山甲三大片，酒炙　柴胡
七分　生甘草四分　水酒各半，煎八分服。下部加牛膝一钱。

日晒疮

日晒疮，乃夏天酷烈之日曝而成者也，必先疼后破，乃外
热所伤，非内热所损也。大约皆奔走劳役之人，与耕土胼胝之
农夫居多，若安闲之客，安得生此疮乎。故止须消暑热之药，
如青蒿一味饮之，外用末药敷之即安。

青蒿饮　祖传。治日晒疮。

青蒿一两，捣碎　以冷水冲之，取汁饮之，将渣敷疮上，数
日即愈。如不愈，加用柏黛散敷之。

柏黛散　祖传。外治日晒疮，并治火瘢疮。

黄柏二钱　青黛二钱　各研末，以麻油调搽即愈。

虎噬疮

虎噬疮，乃遇虎咬伤之疮也。虎之捕人，猫之捕鼠，有毒
涎恶蛊喷人之面，人辄胆丧一时，昏聩失神，即自褫其衣以谢
虎，而虎不知其悔罪而吞噬矣。故凡人遇虎，不必自解其衣，
若不解衣者，虎不敢食，即有所伤，必可救也，以人非虎食耳。
然而人被虎伤者，血必大出，其伤处之口，立时溃烂，其疼不
可当。以虎之爪牙最毒，一有伤损，则毒侵肌肤，未有不烂者
矣。急用猪油贴之，无猪油则用猪肉亦可。随贴随化，随化随易，
则疼痛少缓。急用榆根散掺之，随掺随湿，随湿随掺，血必止

矣。一止血，而命可夺也。世有一遇虎损，以香油灌一二碗以祛毒，仍用香油以洗疮，亦佳。然终不若吾法之奇也。倘内服安神益气之药，外用玉真散生肌等药尤妙。

榆根散 治虎噬，载末卷。

又方

地榆二两 煮汁饮，并为末敷之。亦可为末，白汤调服，一两作三次饮，忌饮酒。

犬咬疮

犬咬疮，多在人身两足并腿上也，间有咬伤两手者。急用生甘草煎汤洗之，则毒散而不结黄，用玉真散，或搽或服，皆可无恙也。惟疯犬伤人，其毒最甚，急打散头发，顶内细看，有红发如铜针者，即拔去。次以地骨皮一把，约一两，煎汤洗去黄，内亦服之；又用地龙粪为末，将咬伤处封好，口出犬毛，即无虞矣。倘人已发狂如狗状，大小便俱闭，外热急痛，腹用甚者，前方又不能解，亟用活命仙丹解其热毒，断不死亡也。

活命仙丹 岐天师传。治疯狗咬伤。

土鳖子三个，切片，陈土炒 斑蝥七个，去头、足，米一撮，炒 大黄五钱 刘寄奴五钱 茯苓五钱 麝香一分 各研细，和匀，黄酒调服三钱。一服而毒气、热气全解，重者二服必愈。咬七日内者，皆能建功，过七日外，必须多服数剂，无不可救。

《千金方》 家传。治犬咬伤。

紫苏叶三片 薄荷叶十片 嚼，敷之自愈。

经验方 治犬咬。

旧屋瓦上乔下青苔屑，按之即止。

鼠啮疮

鼠啮疮，或因捕鼠被伤而得者也。鼠胆最怯，岂敢咬人？因人捉拿甚急，不得已咬伤人皮肉，以冀脱逃，是夺命心急，故咬伤亦重也。夫鼠技有限，何足害乎？不知鼠齿细长，啮肉必伤筋骨，况鼠涎原有毒也，筋肉既破，必透入鼠涎，故往往烂穿筋骨矣。宜用猫尿搽其伤处，其毒随散，后以末药敷之，数日即愈也。

禁鼠丹 岐天师传。治鼠伤疮。

猫粪一钱 轻粉一分 三七根五分 各焙干，研细为末，填满疮口，即结靥而愈。

马汗疮

马汗疮，沾马汗而烂者也。马汗沾无疮之人，何能生疮？惟原生疮之人，最忌马汗入于疮内。盖马性最动，疮沾其汗，欲收口者不收，欲生肌者不生矣。生者不生，收者不收，必有变动难愈之苦，或焮肿，或疼痛者有之。治法以冬瓜皮、丝瓜叶煎汤洗之，另用末药掺搽自愈。

静宁散 岐天师传。治马汗疮。

轻粉三分 五倍子一钱，炒 古石灰 丝瓜根灰，一钱 冰片一分 僵蚕炒，一钱 掺之即愈。如疮干痛，加生甘草五分，以蜜搽之。

《灵苑方》 治马汗入疮肿痛，急疗之，迟则毒深。

生乌头为末，敷疮口，良久有黄水出即愈。

火瘢疮

火瘢疮，乃天气严寒，向火烘手，炙伤皮肤，因而成瘢，变成痛疮者也。此疮贫穷之人居半，卑弱之人居半也。气血内亏，火焰外逼，当时不知炎威，久则天温有汗，气血回和，因而作痛矣。外用薄荷、荆芥、苦参各等分，煎汤洗之。如已破，用柏黛散掺之，无不速痊。

荷芥汤　外治火瘢疮。

薄荷二钱　荆芥二钱　苦参二钱　煎汤一碗，洗之即愈。如破，用柏黛散搽之。

灸火疮

灸火疮，用艾火灸穴治病而成者也。灸穴不发不可，然过发亦不可。过发必至疼痛，宜用太乙膏贴之。如无太乙膏，春月用柳絮，夏月用竹膜，秋月用新棉，冬月用壁上钱贴之，亦能止疼也。如灸疮血出不止者，莫妙用黄芩为末，酒调服二钱，无不止者。此李楼《怪症奇方》也，然用之实验甚。

《济生秘览》方　治灸疮不敛神效，并可敛恶疮。

瓦松阴干为末，先以槐枝葱白汤洗后，掺之立效。

汗渐① 疮

汗渐疮，乃肥人多汗，久不洗浴，淹渐肌肤，因而成疮者

---

① 渐：原作"浙"，形近而误。兹改。

也。亦有皮破血出而作痛者。古人以真蛤粉、滑石末掺之自愈，实妙法也。

蛤粉散 治汗渐成疮。

真蛤粉五钱　滑石末五钱　二味掺疮上即愈。

独骨疮

独骨疮生于颐颏之下，大人小儿皆有之，而小儿居多。乃口津下流，积滞之故也。如是大人，乃任脉亏损，宜用内治。如小儿，外治易愈，不须用内消之药，但少食瓜果则得矣。

燥津丹 岐天师传。治大人独骨疮。

茯苓二钱　白术三钱　薏仁二钱　山药五钱　白果十个　甘草一钱　黄柏二钱　陈皮五分　天花粉一钱五分　水煎服，以愈为止。

制津丹 世传。治小儿独骨疮。

百合一两　黄柏一两　白及三分　蓖麻子五十粒　轻粉五分上为细末搽之。如干者，以朴硝水和饼贴之。

竹木签破伤水生疮

伤水疮者，因误被竹木签破皮肤，又生水洗之，溃而疼痛；或鱼刺诸骨破伤，久而不愈。同用黄丹、蛤粉、文蛤等分，同炒变色，掺疮口上，渐次而愈。如刺已入肉，捣鼠脑同鹿角末，同涂伤上即出。如骨刺入肉，用象牙刮末厚敷，其刺自软即出也。

梅师方 治竹木针刺在肉中，不出疼痛。

王不留行为末，调热水方寸匕，以根敷即出。

蛇咬疮

蛇咬疮最毒，不止虺蛇也。或在足上，或在头面，或在身腹之间，疼痛异常。重者必至足肿如斗，面肿如盘，腹肿如箕，五日不救，毒气内攻于心，而人死矣。盖蛇乃阴毒，阴毒以阳药解之，其毒益炽，必须用阴分之药，顺其性而解之为妙。外治之法最神者，取半边莲草搽而擦之，顷刻即安，随用祛毒散饮之，三剂即全愈。外治之方，如蜈蚣散亦神，皆可用也。若蛇误入人孔窍之内，即以针刺其尾，则自出，不过二三针也。北直田野间一妇人小遗，蛇入阴户，竟不知用针刺尾之法，卒至暴亡，可悯也。余故特志之，以传世云。

祛毒散　岐天师方。内治蛇咬疮毒。

白芷一两　生甘草五钱　夏枯草二两　蒲公英一两　紫花地丁一两　白矾三钱　水煎服，三剂全愈。

蜈蚣散　伯高太师传。外治蛇咬。

白芷一两，取白色者　雄黄五钱　蜈蚣三条　樟脑三钱　各为极细末，以香油调搽肿处，随干随扫，蛇毒尽出而愈。

蜈蚣叮疮

蜈蚣叮人，虽不成疮，然痛亦苦楚。蜈蚣有二种：一赤足，一黄足。黄足者，叮人痛轻而不久；赤足者，叮人甚久而痛重，以赤足之毒胜于黄足也。倘为所咬，以蜗牛之涎搽之，其痛即止。如北地无蜗牛，用鸡冠血涂之。有雄黄末捻香油纸条，点火熏其伤处，立刻止痛。或以山茱萸一粒，口嚼敷之亦妙。更有人误食蜈蚣游过之物腹痛者，以紫金锭研碎，姜汤调饮半锭，呕吐而愈。

蜗牛散 治蜈蚣咬伤作疼。

雄黄末一钱　蜗牛一条，捣烂　敷患处即平。口嚼山茱萸一粒，敷患处即止痛。取蜓蚰涂上即止痛，神验。

蝎伤疮

蝎伤最毒，以蝎得至阴之恶气也。凡一螫人，痛至鸡鸣乃止。即以冷水渍指并手，即不痛，水微暖便痛，即易凉水再渍，以青布拓之，实验。蝎有雄雌，雄者痛在一处，雌者痛牵诸处。以山茱萸一粒，嚼以封之立愈，取人参嚼敷尤妙。

《千金方》 治蝎虿叮螫。

水调硇砂，涂之立愈。

蜂叮疮

蜂之叮人，有毒刺入肉内，即须挑去，以尿泥涂之，即止痛。

《肘后方》

青蒿嚼碎，封之即安。

蜊虫伤痛

蜊虫伤人，其毒在毛，而不在口，如杨蜊、瓦蜊之类。凡有虫而带毛者，皆需忌之，勿使之刺人肌肤也。若一犯之，则皮肤肿痛，如火之燎矣。以淡豆豉捣敷之，但有毛外出即不痛，如毛未出仍痛，再擦之，须得毛出始安。如无豆豉，或醋，或盐卤芝麻油洗之皆效。

蠼螋尿疮

蠼螋尿疮，乃蜘蛛之尿溺于人身头上，而生疮也。疮如粟粒累累，似虫螫痛，或发热恶寒，此重者也。有生疮而人不知疼痛者，此毒不重而轻者也。磨犀角涂之最效，或以苎麻缚搓去疮汁，再加黄金散敷上即安，或取燕窠中土，和酽醋涂之大良。

《**直指方**》 仁斋。治蜘蛛咬毒。

缚定咬处，勿使毒行，以贝母末酒服五钱至醉，良久，酒化为水，待疮口出水尽，仍塞疮甚妙。

人咬伤疮

人咬成疮，皮破血流，往往有溃烂者。以人咬人，何如是之重乎？不知两人厮打，至以口咬人，其忿怒之气亦甚不平矣。心既愤激，口齿安得无毒哉？此所以溃烂耳。故身体一被咬伤，血流之时，即为施治，则毒气尚未深入，自然易痊。方用醋洗其伤破之口，随用败龟板烧灰为末，香油调搽。无龟甲，即用鳖甲亦妙。万勿听其溃烂，至于毒气之深入，反难速愈也。

砒霜累疮

人服砒霜，其火热大毒内攻脏腑，而四肢身体必外生紫累之斑，与生疮无异。此火热之毒攻突内外也，其势最急。古人急挖地一大坑，以井水满之，令搅浑浊，取水一碗与饮之，少刻又与之，待浑身紫累俱散，一吐即苏，甚妙。然单用地浆，铎犹以未善也。铎受异人传方，加入苦参二两，煎汤入于地浆中饮之更神。别有数方，无不神异，服之皆可救，因备载之。

苦参汤 治服砒霜累疮。

苦参<small>二两</small> 煎汤一碗，同地浆饮之，即大吐而愈。

救死丹 治中砒毒累成疮，死亡顷刻。

生甘草<small>二两</small> 瓜蒂<small>七个</small> 玄参<small>二两</small> 地榆<small>五钱</small> 水煎服，一下喉即时事，再煎渣服，又吐，即毒解而愈。

泻毒神丹 治中砒毒发紫累，用前药不吐，急用此方泻之。

大黄<small>二两</small> 生甘草<small>二钱</small> 白矾<small>一两</small> 当归<small>三两</small> 水煎服数碗，饮之立时大泻即生，否则死矣。

水渍手足丫烂疮

手足，乃四末也，属脾而最恶湿。以脾为湿土，以湿投湿，安得不助湿乎？湿以加湿，此湿疮之所以生也。况劳苦之人，以其手足日浸渍于水浆之中，乌能保皮肤之坚硬乎？手足十指，未免开裂而腐烂矣。幸其气血尚健，不必内治，但用外治而可愈。外治用密陀僧煅赤，置地上去火性，碾细末，先以矾水洗足，拭干，然后以前药敷之，次日即能行动矣。倘气血衰惫，用补中益气汤多治，当归加之尤效也。

陀僧散 世传。治脚丫湿烂。

密陀一两 轻粉一钱 熟石膏二钱 枯矾二钱 为末，湿则干敷，干则桐油调搽。一方用柏子油一两，明雄黄末五钱，调搽亦效。

试验方 谈野翁。治脚缝出水。

好黄丹三钱 花蕊石一钱 研绝细末掺之，即止水。

手足麻裂疮

麻裂疮生于手足，与皲裂疮相同。然皲裂疮生于四季，而麻裂疮生于冬时也。虽俱是贫寒之人，不顾风雨，以致手足之间开裂，然亦天气严寒，过于血燥，血不能润肤，遂至于开裂而成疮也。故治法略宜少异。外以萝卜汁煎洗之，次以腊月羊脂，燃油滴入裂口即愈。如无羊脂，以白及研细末，热水调稠，滴入裂口亦效。倘血不足者，用四物汤加减，饮之尤妙。

加味四物汤 内治手足麻裂疮。

熟地五钱 川芎二钱 当归五钱 白芍三钱 荆芥炒，二钱 白及末二钱 水煎，调服四剂。

眼丹胞

眼胞为肉轮，属脾胃，乃土之象也。人肉轮上生胞，红肿而作脓，名曰眼丹，又名眼狐狸。此胃火沸腾而上炽于目也。宜用三黄汤加减治之，外用水澄膏涂之可愈。

加减三黄汤 祖传。内治眼丹胞。

石膏_{三钱} 黄芩_{一钱} 黄连_{一钱} 黄柏_{一钱} 炒栀子_{一钱五分} 柴胡_{一钱} 夏枯草_{五钱} 天花粉_{二钱} 赤芍_{三钱} 水煎服，四剂渐消。

偷针眼

眼角上生小疮疖肿起，乃心、胆、小肠之火也。火重则生，火衰则轻，毋论大人小儿，往往皆生此疮。凡生此疮者，必须胸背之上，觅别有小疮否，如或有之，疮窠上累累者，宜用针刺出其血，眼角疮自愈矣。倘若未愈，宜诊其脉，看何经火盛，用药微泻之必愈。

卷十四

奇方上

疮疡肿溃诸方

救命丹 仙传。治痈疽各疮，阴症阳症无不神效。

穿山甲三大片同蛤粉炒熟，不用粉　甘草节二钱　乳香一钱　天花粉二钱　赤芍三钱　皂角刺五分，去针　贝母二钱　没药五分　当归一两　陈皮一钱　金银花一两　防风七分　白芷一钱　白矾一钱　生地三钱　酒水各数碗　煎八分，疮在上食后服，疮在下食前服。能饮酒者，外再多饮数杯。忌酸酒、铁器，服毕宜侧卧，少暖汗觉痛，减大半，有起死回生之功，效难尽述。

一痈疽发背在头，及脑后、背脊，加羌活一钱，角刺倍之，此太阳经药也。

一在胁胸，少阳经部位者，加柴胡一钱，瓜蒌仁二钱。

一在腹脐，太阴者，加陈皮五分，赤芍三钱，白芷一钱。

一生在手臂膊，加桂枝三分。

一生在腿膝，加牛膝二钱，防己五分，黄柏一钱，归尾三钱；如肿硬，加连翘二钱，土鳖仁五分；倘是疔疮，方中加紫河车三钱，苍耳子三钱；如人虚弱，不溃不起，加人参三钱，甘草一钱；如人壮实，加大黄二钱，麻黄一钱，连根节用。

金银补益汤 家传。治疮疡，元气虚倦，口干发热。

金银花二两　生黄芪三钱　甘草一钱　人参三钱　白术二钱　陈皮一钱　升麻五分　柴胡一钱　当归三钱　上水煎服。

人参败毒散 世传。治诸疮疡，焮痛发热，拘急头痛，脉数而有力者。

人参　羌活　前胡　独活　川芎　甘草　柴胡　桔梗　枳壳　茯苓　各等分，上水煎服。如呕吐，加生姜、陈皮、半夏；如脉细而无力，加大力子半分。

极验溶胶汤 世传。治诸痈疽，恶毒大患，保全有大功，活人最多，不可轻忽。

穿山甲四片，如疮在背，即用背上甲；在手，用前足上山甲五分；如在足，用后腿上甲五分，炙酥为末　真牛皮胶四两，炒成珠　水酒各一碗，调匀前二味，煎数沸服之，以醉为度。

加味十宣散 家传。治疮疡，因外感风寒，内因气血虚损，经云百病乘虚而入，是宜服此。

人参一钱　当归二钱　黄芪三钱　甘草一钱　白芷一钱　川芎一钱　桔梗一钱　厚朴姜制五分　防风三分　肉桂三分　忍冬藤五钱　水煎服。如脉缓涩而微，加黄芪、人参、白术；如脉弦，身倦，加当归、白芍、麦冬；如脉紧细，加桂枝、生地、防风；如脉洪大而虚，加黄芪、黄连。

花藤薜荔汤 岐天师传。治背诸疮痈初起。

薜荔二两　金银花三两　生黄芪一两　生甘草二钱　水数碗，煎一碗，渣再煎，一剂即消。

消散汤 长桑公传。治疮疡初起，立时消散。

金银花三两　生甘草三钱　蒲公英三钱　天花粉三钱　当归一两　酒水各一碗煎服。此方散邪解毒，全不损伤正气，而奏效独捷。若遇阴症疮疡，加人参五钱、附子一钱尤妙。若阳症疮疡，万不可加。

柞木饮子　《精要》。治痈疽，未成自消，已溃自干，轻小证候可以倚伏。

干柞叶四两　干荷叶蒂　干萱花根　甘草节　地榆各一两共为末，每服五钱，水二碗，煎一碗，作二次，早晚分服。

回疮金银花散　《准绳》。治疮疡痛甚，色变紫黑。

金银花二两　黄芪四两　甘草一两　上用酒一升，同入茶瓶内，闭口，重汤煮三时辰，取出去滓，顿服之。

神效托里散　家传。治痈疽肿毒，发背、肠痈、乳痈、时毒，憎寒壮热，不论老幼虚实，俱效。

黄芪五钱　金银花一两　当归五钱　生粉草三钱　水酒各一钟煎服，渣捣敷患处。或俱为末，酒调服之，更效。

神散汤　世传。治痈疽初起。

金银花八两　水十碗，煎二碗，再入当归二两同煎，一气服之。不拘阴阳，痈疽初起者，散毒尤速。如已四五日者，则减之半效，然断无性命之忧。

金银花酒　世传。治一切恶疮痈疽，不问发在何处，或肺痈、肠痈，初起便服之，奇效。

金银花五两　甘草一两　水二碗，煎一碗，再入酒一碗，略煎，分三服，一日一夜服尽。重者，日二剂。服至大小肠通利，则药力到，外以鲜者捣烂，酒调敷患处，弥佳。

黄金饮　家传。治疮生腿外侧，或因寒湿，得附骨痛于足少阳经分，微侵足阳明经，坚硬漫肿，行步作痛，或不能行，并皆治之。

柴胡一钱五分　金银花一两　大力子一钱　肉桂一钱　黄芪五钱　归尾三钱　黄柏七分　炙甘草①五分　水酒各半，煎、食前服。

金银五香汤　家传。治诸疮一二日，发寒热，厥逆，咽喉闭。

金银花一两　乳香二钱　木通二钱　大黄二钱　连翘一钱　沉香一钱　木香一钱　丁香一钱　茴香一钱　独活一钱　射干一钱　升麻一钱　甘草一钱　桑寄生一钱　上咀，水二钟，姜三片，煎服，不拘时。

英花汤　世传。治痈疽未溃。

金银花一斤　蒲公英八两　绵黄芪六两　生甘草一两　川贝母三钱　水煎，作三次，服完全愈。

金银解毒汤　祖传。治积热疮疡，焮肿作痛，烦躁饮冷，脉洪数大实，口舌生疮，疫毒发狂。

黄芩一钱　黄柏一钱　黄连一钱　炒栀子一钱　金银花一两水煎热服。

金银六君汤　祖传。治疮疡作呕，不思饮食，面黄臌胀，四肢倦怠，大便溏利。

人参一钱　白术土炒，一钱　茯苓一钱　半夏姜制，一钱　陈皮一钱　炙甘草五分　金银花二两　姜三片　枣二枚　水煎服。如过食冷物，致伤脾胃，本方加藿香、砂仁。

消毒神圣丹　仙传。治背痈，或胸腹、头面、手足之疽，五日内服之即散。

---

① 草：原无，今补。

金银花四两　蒲公英二两　生甘草二两　当归二两　天花粉五钱　水煎服，一剂即消，二剂全愈。

散寒救阴至圣丹　仙传。治痈疽，疮色黑暗，痛亦不甚，但觉沉沉身重，疮口不突起，现无数小疮口，以欺世人，此方服之甚效。

附子三钱　人参三两　生黄芪三两　当归一两　金银花三两白芥子二钱　水煎服，外贴至圣膏，生肌末药五钱贴之，一日两换始可。盖阴症疮疡，多生于富贵膏粱之客，功名失志之人，心肾不交，阴阳俱耗，又加忧愁怫郁，嗔怒呼号，其气不散，乃结成大毒。毋论在背在头，在腹在胁，在手在足，俱是危症。若用此方，又用至圣膏药，无不全生。盖阳症可以凉解，而阴症必须温散也。

立消汤　仙传。治痈疽发背，或生头项，或生手足臂腿，腰脐之间，前阴粪门之际，毋论阴毒阳毒，未溃即消，已溃即敛。

蒲公英一两　金银花四两　当归二两　玄参一两　水煎，饥服。此方既善攻散诸毒，又不耗损真气，可多服、久服，俱无碍也。即治肺痈、大小肠痈，无不神效。

通气散　《启玄》。治一切痈疽发背，流注折伤，能救败坏疮症，活死肌，弥患于未萌之前，拔根于既愈之后，此剂之功，妙不可言。

生首乌五钱　当归三钱　赤芍二钱　白芷二钱　茴香一钱乌药炒，一钱　枳壳炒，一钱　木通一钱　甘草二钱　忍冬藤一两水酒煎服。

一脑疽对口，去木通，加羌活、藁本；如虚弱，加人参、黄芪。

内疏黄连汤　易水。治呕吐心逆，发热而烦，脉沉而实，肿硬疮疡。

黄连一两　赤芍一两　当归一两　槟榔一两　木香一两　黄芩一两　栀子一两　薄荷一两　桔梗一两　甘草一两　连翘二两
上共为末，每服一两。大便秘涩，加大黄一钱。

内外复煎散　易水。治肿燉于外，根盘不深，形症在表。

地骨皮二两　黄芪二两　防风二两　赤芍一两　黄芩一两　白术一两　茯苓一两　人参一两　甘草一两　防己一两　当归一两　桂枝五钱　先用苍术一斤，煎至三升，去苍术，入前药再煎，作三四次，终日服之。此除湿热之剂也，如或未已，仍服。

当归黄芪汤　易水。治疮疡，脏腑已行，而痛不可忍者。

当归一钱五分　黄芪一钱五分　生地一钱五分　地骨皮一钱五分　赤芍一钱五分　水煎服。如发热，加黄芩；如烦躁，加栀子；如呕，乃湿气侵胃，倍加白术。此《准绳》首载三方也。

八仙散毒汤　祖传。治一切恶疮，初觉时，连进三服，如失。

当归一钱　熟地五钱　甘草二钱　黄芪一两　白芍二钱　天花粉三钱　金银花一两　生地二钱　水二碗，煎八分，半饥服。

中和汤　《准绳》。治疮疡属半阳半阴，似溃非溃，似肿非肿，此因元气虚弱，失于补托所致。

人参一钱五分　陈皮一钱五分　黄芪一钱五分　白术一钱五分　当归一钱五分　白芷一钱五分　茯苓一钱　川芎一钱　皂角刺一钱　乳香去油，一钱　没药去油，一钱　金银花一钱　甘草节一钱　水酒各半煎服。

托里散　世传。治一切恶疮发背，疔疮便毒始发，脉弦数洪实，肿甚，欲作脓者，此实热坚满之症，故可下之。

金银花—两　当归—两　大黄三钱　朴硝三钱　天花粉三钱
连翘三钱　牡蛎三钱　皂角刺三钱　赤芍—钱五分　黄芩—钱五分
水酒煎服。

回毒金银花汤　世传。治疮疡，色变紫黑。

金银花二两　甘草—两　黄芪四两　酒一升，重汤煮服。

护膜矾蜡丸　仲仁传。护膜，防毒内攻，未破即消，已破
即合。一日之中服至百粒，始有效验，服过半斤，必万全也。

白矾二两　黄蜡—两，暖化，少冷即入矾末搅匀　以蜜丸如梧
子大，朱砂为衣，每服二三十丸，酒吞服。

托里黄芪汤　世传。治疮疡溃后，脓多内虚。

黄芪　人参　桂心　远志　麦冬　五味等分　每服五钱，
食远服。

托里温中汤　世传。治疮疡寒变内陷，脓出清稀，皮肤凉，
心下痞满，肠鸣腹痛，大便微溏，食则呕逆，气短呃逆，不得
安卧，时发昏聩。

附子制，四钱　炮姜三钱　羌活三钱　木香—钱五分　茴香
—钱　丁香—钱　沉香—钱　益智仁—钱　陈皮—钱　炙甘草—钱
生姜五片　水煎服。

托里神奇散　家传。治[1]诸疮发背疔疮。

黄芪五钱　厚朴—钱　防风—钱　桔梗二钱　连翘二钱　木
香五分　没药去油，一钱　乳香去油，一钱　当归五钱　川芎八分
白芷—钱　金银花—两　芍药—钱　官桂五分　人参二钱　甘草
三钱　水酒煎服。

黄芪六一汤　世传。治痈疽溃后作渴，及人无故作渴，或

---

① 治：原无，据聚贤堂本、江东书局本补。

肺脉洪数，必发痈疽，服此除之。

绵黄芪_{六两，蜜水炒一半，盐水炒一半} 甘草_{一两，半生半炙}
每服一两，水煎，食远服。

参花汤 家传。治溃疡气血俱虚，发热恶寒，失血等症。

金银花_{一二两} 人参_{一二两} 姜枣煎服。

独参汤 世传。治疮疡溃后，气血虚极，令人发热恶寒，失血之症。

人参_{一二两} 枣_{十枚} 姜_{十片} 水煎，徐徐服之。

加减八味丸 世传。治疮疡将痊未痊，作渴，甚则舌上生黄，乃肾水亏极，不能上润，令心火炎炎，不能既济，故心烦燥渴，小便频数，白浊阴痿，饮食少，肌肤损，腿肿脚弱。此方滋阴降火，则无口舌疮患矣。

山药_{四两} 桂心_{一两} 山茱萸_{酒浸，四两} 白茯苓_{三两} 泽泻_{三两} 五味子_{一两} 牡丹皮_{三两} 熟地_{八两，酒蒸} 上为末，蜜丸如桐子大，每服六七十丸，空心送下。

加味圣愈汤 世传。治疮疡脓水出多，或金刀疮血出多，不安，不得眠，五心烦热。

熟地_{五钱} 生地_{五钱} 川芎_{五钱} 人参_{五钱} 金银花_{一两} 当归_{三钱} 黄芪_{三钱} 水煎，食远服。

十味托里散 世传。治发背，痈疽疔毒，乳痈脚痛，未成即散，已成即溃，败脓自出，恶毒自消，痛疼顿减，非常之验。

人参_{二钱} 当归_{五钱} 官桂_{一钱} 川芎_{八分} 防风_{一钱} 白芷_{一钱} 桔梗_{二钱} 黄芪_{五钱} 甘草_{一钱} 厚朴_{一钱} 水煎服。

内托散 《准绳》。治各疮肿毒。

大黄_{五钱} 牡蛎_{五钱} 瓜蒌_{二枚} 甘草_{三钱} 上锉末，每服三钱，水煎温服。

止痛当归汤　世传。治背疽、脑疽，穿溃疼痛。

当归　生地　芍药　黄芪　人参　甘草　官桂　各等分，水煎服。

补中益气汤　世传。治疮疡倦怠，口干发热，饮食无味，或不食劳倦，脉洪大无力，或头身痛，恶寒自汗，气高而喘，虚烦。

炙黄芪—钱五分　炙甘草—钱　人参—钱　炒白术—钱　升麻三分　柴胡三分　当归—钱　金银花—两　姜枣水煎，空心、午前服。

十全大补汤　世传。

人参二钱　桂枝二钱　熟地二钱　川芎二钱　茯苓二钱　白术二钱　白芍二钱　黄芪二钱　当归二钱　甘草—钱　姜枣水煎服。如虚弱极，加熟附子三分；如未成脓者，加枳壳、香附、连翘、木鳖仁数分；如气虚，倍参、芪；如血虚，倍芎、归，加姜炭。

八珍汤　世传。治疮疡，脾胃伤损，恶寒发热，烦躁作渴，或溃后气血亏损，脓水清稀，久不能愈。

人参二钱　白术炒，三钱　茯苓—钱　甘草—钱　当归三钱　川芎八分　芍药—钱　熟地—两　姜枣水煎，食远热服。

人参养荣汤　世传。治溃疡，脾胃亏损，气血俱虚，发热恶寒，四肢倦怠，肌瘦面黄，汲汲短气，食少作渴，及疮不收口。

人参—钱　白术—钱　黄芪—钱　桂心—钱　当归—钱　甘草—钱，炙　白芍—钱五分　熟地三钱　茯苓二钱　五味子炒，杵，七分　远志—钱五分　姜枣水煎服。

加味养荣汤　家传。

人参三钱　白术炒，三钱　白芍二钱　黄芪五钱　桂心—钱

当归三钱　甘草一钱　熟地一两　茯苓二钱　五味子七分　远志一钱　银花一两　姜枣水煎服。

治魂丹　世传。治痈疽恶疮，疔毒等类，大有神效。

乳香一钱　没药一钱　铜绿一钱　枯矾一钱　黄丹一钱　穿山甲炙，一钱　轻粉五分　蟾酥五分　麝香少许　共为细末，蜗牛研为丸，如绿豆大。每服一丸，至重者服二丸，葱白捣裹，热酒送下，取汗透为妙。

内消神丹　家传。治各痈恶疮。

僵蚕二钱　乳香去油，三钱　没药三钱　枯矾三钱　炙山甲三钱　铜绿三钱　黄丹三钱　全蝎去尾、足，四钱　轻粉一钱　蟾酥一钱　麝香二分　各为末，蜗牛研为丸。每用一丸，葱白捣裹，热酒送下，汗透为佳。

梅花点舌丹　内府传。治一切诸般无名肿毒，十三种红丝等疗，喉闭并传寒等症，神验。

朱砂二钱　雄黄二钱　白硼二钱　血竭一钱　乳香去油，二钱　没药去油，二钱　蟾酥人乳浸，一钱　牛黄一钱　苦葶苈二钱　冰片一钱　沉香一钱　麝香六分　珍珠六分，上白者佳　熊胆六分　共为细末，将人乳浸透蟾酥，研，入诸药调匀，和丸如梧桐子大，金箔为衣。凡遇疮毒，用药一丸，压舌根底含化，随津咽下，药尽，用酒、葱白随量饮之，盖被卧之，出汗为度，刻有效验。合药宜秘之，忌发物三七日更妙。

飞龙夺命丹　《启玄》。专治痈疽疗毒，无名恶疮，浑身憎寒，恶心，已成未成，或黑陷，毒气内罨，乃穿筋透骨之剂，无经不通，故能宣泄，汗、吐、下①三法俱备，及中一切毒禽

---

① 下：原无，据《外科启玄》补。

恶兽肉毒所致成疮，及脉沉紧细数，蕴毒在里，并湿毒用之神效。

硼砂一钱　朱砂二钱　黄丹一钱　斑蝥三钱　蟾酥三钱　血竭三钱　乳香去油，三钱　没药三钱　麝香五分　人言一钱　巴豆去油，一钱　半夏五分　硇砂一钱　共为细末，用头生小儿乳汁，捣蜗牛为丸，如绿豆大。每五七丸，各随症引送下，亦分上下前后服之。

一疔疮初发，浑身憎寒，恶心，先嚼化一丸，如觉身麻木，用三五丸，水吞下。

一发背痈疽，初起作渴，用水吞三五丸。

一乳蛾喉闭，用一丸嚼化下。

一下疳疮，用一丸。

夺命丹　《准绳》。

蟾酥五分　轻粉五分　朱砂三钱　枯矾一钱　寒水石一钱　铜绿一钱　乳香一钱　没药一钱　蜗牛二十一个　各为末，蜗牛捣为丸，加酒少许，如绿豆大。每服一丸，嚼生葱三五茎烂，吐于手心，包药在内，热服，汗出为效，重者再服一丸。

内造蟾酥丸　专治一切诸般恶毒，发背痈疽，鱼口对口，喉闭喉痈，喉瘾疹，并感三十六种住节红丝等疗；并蛇伤虎咬，疯犬恶舌所伤，诸般大毒，一并治之。若疮不痛，或麻木，或呕吐，痛未止，病重者，多昏聩，此药服之，不起发者即发，不痛者即痛，痛甚者即止，昏聩者即醒，呕吐者即改，未成即消，已成即溃，真有回生之功，乃恶疮之至宝也。

蟾酥三钱，酒化　轻粉五分　枯矾一钱　寒水石一钱　铜绿一钱　乳香一钱　胆矾一钱　麝香一钱　雄黄二钱　蜗牛二十一个　朱砂三钱，为衣　各为细末，合药于端午日午时，在净室中，先

将蜗牛研烂，再同蟾酥和研，调匀方入各药，共捣极匀，丸如
绿豆大，朱砂为衣。每服三丸，引用葱白五寸，患者自嚼烂，
吐于男左女右手心，包药在内，用无灰热酒一钟送下，盖被出
汗，如人行五六里，出汗为度，甚者再进一服。修合时，忌妇
人、鸡犬见之。经验如神，百发百中。

冲和膏 《启玄》。治痈疽、发背、流注，折伤损痛，流注
痰块，瘰疬软疖，及冷热不明等疮，葱酒随症敷之。

紫荆皮_{炒，五两}　独活_{炒，三两}　石菖蒲_{二两}　赤芍药_{炒，}
_{二两}　白芷_{一两}　共为细末。

凡诸疮疡，莫不因气血凝滞之所生也。紫荆皮系木之精，
能破气逐血；独活是土之精，能引气活血，拔骨中冷毒，去肌
肉中湿痹，更与石菖蒲，破石肿硬如神；赤芍是火之精，能止
痛活血，生血去风；石菖蒲乃水之精，能消肿止痛散血；白芷
是金之精，能去风生肌止痛，肌生则肉不死，血活则经络通，
肉不死则疮不臭烂，血活则疮不焮肿，故云：风消血自散，气
通硬可除。盖人之五体，皮、肉、筋、骨、血也，得五行之精
而病除矣。

一疮势热极，不用酒调，可用葱泡汤调，乘热敷上最妙；
如热减，亦用酒，盖酒能生血行血也。

一疮有黑晕，疮口无血色者，是人曾用凉药太过，宜加
肉桂、当归，是唤起死血，则黑晕自退也；如血回，只以正方
用之。

一痛不止，加乳香、没药，酒化溶于火铫内，后将此酒调
药，热敷痛处。

一流注，筋不能伸者，用乳香、没药照前酒调敷，最能
止痛。

一疮口有胬肉突出者，其症有三：一曰着水，二曰着风，三曰着怒，皆有胬肉突出。宜用此膏少加南星末，以去其风，用姜汁、酒调敷周围；如不消者，必是俗人误以手着力挤出脓核太重，又或以凉药冷了疮口，以致如此，若投以热药则愈。

一疮势热盛，不可骤用凉药，恐凉逼住，血凝作痛，痛令疮败，故宜温冷相半，使血得中和，则疮易愈，宜此方相对停洪宝膏，用葱汤调涂，贴之自效。

一发背、痈疽、流注，皆赖此方，终始收功最稳，妙在通变活法，取效在于掌握，更无亦坏等症，况背痛乃生死相关，轻重皆能保守，能知此药，兼阴阳而夺化之枢机，真神矣哉！

回阳玉龙膏 《启玄》治诸阴发背流注，鼓椎风，久损痛，冷痹风湿，诸脚气冷肿，无红赤色，痛不可忍者，及足顽麻，妇人冷血风等症。盖此药性温热，故治诸阴最妙。

草乌三两，炒　南星炒，一两　军姜煨，二两　香白芷一两　赤芍炒，一两　肉桂五钱　共为末，热酒调敷。

夫人之血气，周流一身，周而复始，无有间断。苟脏腑亏虚，则风寒暑湿外邪，得而袭之矣。七情交感，痰涎壅滞，经络不通，寒热交作，兼之血脉凝泣，隧道闭阴，而成疮疡者多也。故疮疡之症，有虚有实，有寒有热，实热宜治，虚寒难疗，必细识其经络部位，辨明其寒热虚实，则万不失一也。此方内有军姜、肉桂，足以御寒，能生血热血；草乌、南星能破恶除坚，祛风化毒，活死肌，除骨痛，消结块；赤芍、白芷能散滞血，止痛生肌；加酒行药性，虽有十分冷症，未有不愈者。如发寒灰之焰，枯木之春也。大抵冷症则肌肉阴烂，不知痛痒，有知痛者，多附于骨，痛久则侵入骨髓，非寻常药力所能及矣。此方祛阴毒，回阳气，拔骨中痛如神，当减当加，活法开后。

一治阴发背，满疮面黑烂，四围好肉，用洪宝膏把住，中间以此膏敷之，一夜阳气自回，黑处皆红。当察其红活已透，即止此药，却以冲和膏收功；如欲作脓，又以南星、草乌为末，加于冲和膏内用之；如阳已回，黑已红，惟中间一点黑而不能红者，盖血已死也，可用朴硝、明矾末。又方，白丁香、硇砂、乳香末，唾调匀，点于黑红交处一圈，上以冲和膏盖之，次早去药，黑死肉如割去，甘草水洗净，方可上生肌合口药收功，如黑肉未净，须去为妙。

一冷流注多附骨，硬不消，骨寒而痛，筋缩不能伸屈，庸俗误用刀针，又无脓血，只有屋漏清汁，或有瘀黑血，宜此方敷之；如稍缓，加军姜、白芷、肉桂、草乌等分，热酒调敷，则骨寒除而痛自止，气温和而筋自伸，肉亦软而肿即消；亦不可无木腊[①]，以其性能破坚肿，亦不可多，多解别药性故也。

一治乳吹、乳痈等初发，切不可用凉药，恐凝住其血，不能化乳。宜此方中加南星，姜汁、酒匀调，热敷即消。欲急消，加草乌末，能破恶除寒。如已成痈，则用冲和膏治之，或加草乌、南星二味最妙。如破手，当观其源，若源于冷，用冲和收功；源于热，用洪宝膏退热。生肌，须加乳香、没药。止痛，内服神效瓜蒌散治之。

一宿痰失道，痈肿无脓者，用此药点头，病必旁出，再作为佳；不然则元阳耗，为败症。如遇败症，当用玉龙膏敷之，拔毒成脓，内服通神散加桔梗、半夏、当归、肉桂等药；如病红活热骤，则用冲和膏为佳，切不可用凉药。此药能拔毒成脓，有脓即止，亦不可过。

---

① 木腊：石菖蒲之别称。

一治肚痈一症，十有九死，盖人之脾胃属坤土，为阴，血气潮聚，趋热避寒，故多为内痈，不能外现，间有微影欲出，或又被冷水所触，及服凉药，虽有仙丹，莫能施治，可不慎乎？凡有此症，初觉腰痛，且手按之痛苦，走闪移动，则为气块；若推根不动，外面微有红肿，则为内痈，急以此方拔出毒气，作成外痈，则用冲和膏收功，内服通神散，加忍冬藤，治法如前。若痈自能外现，不可用此方，只用冲和膏为妙，当顶用玉龙膏贴之，有头自现自破；若流脓不快，依法用洪宝膏三分，姜汁七分，茶调敷之，脓出皆尽，内服十宣平补生肌，外则用冲和膏收功，此症阴多阳少，最能损人，如将安之际，大服补气血药则易愈。

洪宝膏 《启玄》。治诸热痈疽等毒，十分势热，宜用此药，相兼用之。盖此药性凉，能化血，又能破肿止痛。若遇阴症阴疮，能助痛凝血，死肌烂肉，不可用也。冲和膏性湿，玉龙膏性热，洪宝膏性寒，三膏当参详，临证施治，在于活法加减也。

天花粉三两　赤芍药二两　姜黄一两　白芷一两　共为细末，茶酒蜜汤乘热涂之。

捣毒散 《准绳》。治疮疡肿毒疼痛。

大黄三两　白及二两　朴硝四两　共为末，井水调搽，如干再搽。若疮口焮肿，宜用之；若肿而不痛，乃阴症也，断不宜用。

水澄膏 郭氏。

白及四钱　白蔹四钱　郁金一对　大黄七钱五分　黄柏七钱五分　黄药子七钱五分　榆皮七钱五分　乳香五钱　没药五钱　雄黄五钱　共为细末，用新汲水一碗，将药澄于水内，药定去水，敷于肿处，上用白纸封之，用鸡翎凉水润湿。

铁井栏 《准绳》。

芙蓉叶_{重阳前收，研末} 苍耳子_{端午前收，烧灰存性} 同研细末，蜜水调敷。

清凉膏 家传。治初患痈肿疮疖，热焮大痛。

大黄 芙蓉叶 共为细末，米醋调敷之。

《千金方》 治石痈坚硬，不作脓者。

莨菪子 为末，醋和敷疮头，根即拔出。

乌龙扫毒膏 《启玄》。治一切痈疽发背肿毒，已溃未溃并皆治之。

文蛤_{八两，炒} 多年浮粉_{一斤，晒干，入米醋浸一夜，再晒干}蜒蚰_{三十条} 同捣一处，再晒，再捣成末，再炒至黑色，为细末，入瓷罐收贮。凡遇疮疽，用醋调敷患处，留头出毒气，绵纸盖之，干再用醋扫润之。如背痈疽发溃时，痛不可忍，用熟猪脑子，去皮净一个，捣烂，调此成膏，毒上敷之，留头出毒气，纸盖之。如疮红紫，热毒势甚痛，用蜂蜜调敷更妙。

香蟾膏 祖传。治发背疔毒。

活虾蟆_{一个，去骨} 麝香_{五厘} 共捣如膏，敷在患处，留头。如无头，都敷上，一二日揭去。倘未全愈，再捣敷。

乌龙膏 世传。治阴发背，黑凹不知痛者。

老生姜半斤，切片，炒黑为末，略摊土地上，出火毒，少顷即用猪胆汁、明矾末调入姜末，如糊，敷在患处周围，用纸盖之，干用热水润之。知痛时，黑水自出为妙；如不知疼，出黑水，难治。

东篱散 《孙氏集效》。治痈疽疔肿，无名恶毒。

野菊花一把连根茎，捣烂，酒煎热服，取渣以外敷之即愈。

收毒散 《启玄》。治发背，一两头开发不住，势在危急，即以此药贴之甚效。

盐霜梅十个　山皂角一挺，不蛀的　二味同烧灰存性，共为细末。如发热者，米醋调涂四围及开处，厚些，即不走开，或姜汁同醋调尤妙。如发热者，蜜同醋调，或茶卤调，涂之立愈。

卷十五

奇方中

疮疡刀针法

铁刀锋长一寸，阔三分，两边锋利，厚半分，柄长二寸。
刀式
铁针头细长一寸五分，锋尾长一寸五分，粗而圆。
针式
用刀时，手执坚牢，眼看明白，心中注定，一刀横画，一刀直画，不可太深，约入半寸，人必发厥，少顷即安，不必忧危惊惧，脓血出后，即用膏药贴疮口，内服汤剂调理。若用针，止刺入，而不必用横直之法也，亦须内外兼治。

赛针散 《启玄》。治痈疽有头不破，及疔肿时毒，或生四肢，其势微缓。畏针者，先以醋调药，涂在疮顶上，内服托里等药。

巴豆五分　轻粉一钱五分　硇砂一钱五分　白丁香一钱五分
共为细末，醋调涂之。余近用醋涂入厚白绵纸上，临用剪块子贴疮上，自然腐破。

代针散 《启玄》。一名透脓散，一名射脓散。不拘痈疽石毒不破者及畏针不开恐迟，则毒气侵蚀，好肉内罨，只此一服，不移时，自透出脓，甚验。

蚕茧子一个（出了蛾，厚的），加附子一片，烧灰为末，热酒调服即透，切不可用三个，恐头多口亦多也，忌之。

替针丸[①] 《准绳》。治痈疽已溃未破，或破后脓出不快者。

白丁香　硇砂　没药　乳香各等分　石灰饼内种糯米十四粒其法：用灰炭五升，炉炭三升，以水五升，淋取清汁，入大锅内，熬汁至二升，瓦器盛之；用时以小青盏盛取半盏浓汁，用皮纸贴盏中浓汁面上安定，然后取糯米十四粒，种于其上，一宿即是　上为细末，糯米饭丸如麦粒大。每用一粒，未破，用药贴疮头薄处，即破；脓滞不快，用一粒纳疮口内，使脓易出，好肉易生。

针头散　治一切顽疮，内有瘀肉，疬核不化，疮口不合，此药腐之。

赤石脂五钱　乳香三钱　白丁香三钱　信石一钱　黄丹一钱轻粉五分　麝香五分　蜈蚣一条，炙干　各为末，搽瘀肉上，其肉自腐。若疮口小，或痔疮，用糊和作条子，阴干纴之。凡疮久不合者，内有脓管，用此腐，内服托里之剂。

碧落神膏　治各疡痈疽，疔疮肿毒，神效。

吸铁石一两　金银花一斤　生甘草三两　蒲公英八两　当归四两　炙黄芪八两　香油五斤　熬至滴水成珠，去渣，入黄丹二斤，再熬，软硬得中，即成膏矣。再加细药末，掺于膏上：轻粉三钱　麝香一钱　冰片三钱　赤石脂一两　儿茶五钱　黄柏三钱乳香三钱　没药三钱　各研细末，临时酌疮之轻重用之。大约初起不必用细药，出毒后必须加之。

---

① 丸：原作"散"，今据《证治准绳》及本方用法改。

吸毒仙膏 岐天师传。治诸般痈疽，已破贴之最效。

吸铁石五钱 忍冬藤八两 当归三两 天花粉一两 夏枯草八两 香油五斤 熬成膏，加黄丹二斤收之。疮口一破，即用此膏贴之，既能呼毒，又能吸脓，兼易生肌，神效。

神膏方 仙传。专贴发背诸疮疡。

金银花八两 蒲公英八两 木莲藤八两 真麻油三斤 煎至黑，滤去渣，入黄丹十二两、乳香三钱、没药三钱、松香三两，去火毒，摊贴神效。此膏不论阴阳痈毒，皆可贴之，再加后细末药方妙。

阳疽末药方

冰片一钱 麝香二分 黄柏三钱 白芷三钱 五灵脂二钱 三七根五钱 洋参三钱 各为末，掺入膏药贴之。

阴疽末药方

肉桂三钱 冰片三分 人参一钱 丹砂三钱 紫石英三钱 儿茶三钱 五灵脂二钱 各为末，掺于膏内。

定痛净脓生肌膏 仙传。专治各疮疽痈毒。

当归一两 黄芪一两 生甘草五钱 熟地一两 玄参一两 银花四两 锦地罗二两 麦冬一两 人参一两 蒲公英三两 白芷三钱 白芍五钱 花粉五钱 黄柏五钱 白蔹二钱 生地三钱 牛膝二钱 连翘三钱 丹皮三钱 沙参三钱 柴胡三钱 防己一钱 苍耳子四钱 黄连一钱 葛根三钱 苍术五钱 大黄三钱 红花五钱 桃仁二钱 地榆三钱 夏枯草五钱 白术五钱 麻油六斤熬数沸，去渣再熬，滴水成珠，入黄丹二斤收之。另加细末药：麝香一钱 冰片二钱 人参五钱 雄黄三钱 轻粉二钱 儿茶三钱 象皮三钱 海螵蛸三钱 乳香三钱 没药三钱 血竭三钱 三七根五钱 龙骨三钱 赤石脂五钱 各为绝细末，掺膏内贴之，奇效。

阴阳至圣膏　石室仙传。治阴阳痈疽，用刀去其口边腐肉，即以此膏贴之，即止痛，败脓尽出。

金银花一斤　生地八两　当归三两　川芎二两　黄芪三两生甘草一两　牛膝一两　丹皮一两　荆芥一两　防风五钱　茜根五钱　人参五钱　玄参五两　麻油五斤　熬至药黑，去渣再熬至滴水成珠，入黄丹二斤　广木香一两　没药一两　乳香一两　血竭一两　象皮五钱　麝香一钱　各为细末，入油中少煎好，藏瓷罐内。每膏一个，约重一两，再加后末药。

末药方

人参三钱　冰片一钱　乳香三钱　血竭五钱　三七末一两儿茶一两　川倍子一两　藤黄三钱　贝母二钱　轻粉一钱　各为极细末。此膏与末药共用，神奇无比。

生肌散　《准绳》。治诸疮，生肌。

寒水石一两　碎滑石一两　乌贼骨一两　龙骨一两　定粉五钱密陀僧五钱　枯矾五钱　干胭脂五钱　各为细末，干掺之。

生肌散

真轻粉一两　铅粉一两，炒黄　冰片二分　辰砂四分，水飞珍珠一钱　共为末，瓷瓶收贮。

补烂丹

枯矾二钱　乳香五分　没药五分　轻粉三分　珍珠三分　黄丹五分　共为细末，掺湿处。如干，用猪油调敷。

生肌散　治疮口不合。

木香二钱　黄丹五钱　枯矾五钱　轻粉二钱　共为末，猪胆汁拌匀，晒干，再研细，敷患处。

薛立斋云：按此方乃解毒、搜脓、去腐之剂，非竟自生肌药也。盖毒尽则肉自生，常见患者往往用龙骨、血竭之类，以求生肌，殊不知余毒未尽，肌肉何以得生，反增溃烂耳，若此方，诚有见也。亦有气血俱虚，不能生肌者，当服托里之剂。若顽疮瘀肉，须用针头散腐之。

仙方救命汤　治疔疮走黄，打滚将死，眼见火光危症。

大黄一钱　栀子二钱　牡蛎一钱　金银花一两　连翘一钱　木香一钱　乳香一钱五分　牛蒡子一钱　没药一钱五分　瓜蒌二钱　角刺五分　地骨皮二钱　水酒各半，煎服一剂而愈。

紫菊汤　《广华记》。治疔疖肿毒。

生甘菊连根，一两　地丁三钱　牛蒡子一钱五分　银花五钱　花粉二钱　贝母三钱　白芷一钱五分　生地三钱　白及三钱　连翘二钱五分　茜草五钱　先用夏枯草六两，河水六碗，煎三碗，去渣，不拘时服，加盐水炒黄芪五钱、麦冬五钱、五味子一钱。

花丁散　《准绳》。治疔疮毒气。

地丁一两　蝉蜕一两　贯众一两　丁香二钱　乳香二钱　各为末，每服二钱，空心酒下。

神效桔梗汤　家传。治咳而胸膈隐痛，两胠肿痛，咽干口燥，烦闷多渴，肺痈，时出浊唾惺臭。

桔梗二钱　贝母一钱六分　桑白皮一钱六分　当归一钱六分　炒瓜蒌一钱六分　百合一钱六分　杏仁一钱　地骨皮一钱　枳壳一钱五分　玄参一钱五分　青黛一钱五分　紫菀一钱五分　麦门冬一钱五分　甘草六分　水二盅，姜皮五分，煎七分，不拘时，食后服。如喘，加苏子、莱服子；肺虚咳，加人参、阿胶；热燥，加黄芩、栀子；有脓血，加合欢皮、茅根；便闭，加酒煮大黄；心烦、咳痛，加朱砂；咳引咽嗌，倍加桔梗。

扶桑清肺丹　伯高太师真君传。治贪酒生肺痈已成。

桑叶五钱　紫菀二钱　犀角屑五分　生甘草二钱　人参三钱
款冬花一钱　百合三钱　杏仁七粒　阿胶三钱　贝母三钱　金银
花一两　熟地一两　水煎，调犀角末服，数剂奏功如响。

起痿延生丹　伯高太师传。治肺痿损伤，焦瘦气促。

麦冬五钱　百部五分　款冬花五分　白薇五分　生甘草一钱
天门冬一钱　生地一钱　天花粉一钱　桔梗一钱　玄参三钱　山
豆根三分　水煎服，渐轻则生，否则不救。

千金煮肺汤　《启玄》。治肺痿，咳吐脓血，或自汗呕吐，
消渴，大小便不利等症。

猪肺一具，不用吹的，洗净血臊①，入药扎定。

青黛即福建靛花末，二钱　川芎三钱　红枣九枚　共入肺内
扎定，下锅煮熟，患者自己食之二三次，以尽为度，至重不过
一二具，肺痿自安。

犀归汤　祖传。治肠痈，腹濡，内隐隐朽痛，大小便秘涩。

犀角真的，镑末，一钱，煎好后入　大黄酒炒，一钱二分　牡
丹皮二钱　桃仁去皮、尖，二钱　冬瓜仁二钱　薏苡仁五钱　芒硝
七分　金银花一两　当归五钱　上咀，一剂，水煎。

两间汤　岐天师传。治大肠痈。

薏仁二两　生甘草一两　当归二两　锦地罗一两　紫花地
丁五钱　槐米三钱　天花粉三钱　水煎服，一剂足可伸，二剂
全愈。

王公汤　伯高太师传。治小肠痈。

王不留行一两　生甘草五钱　蒲公英一两　车前子三钱　水
煎服，一剂即愈。

---

① 臊：原作"燥"，义晦，今据《外科启玄》改。

龙葱散 治乳吹。

韭菜地中蚯蚓粪二钱 葱子一钱 共研细末，醋调敷上，干即易之，三次即愈。

救乳化毒汤 治乳痈、乳吹初起，神效。

金银花五钱 蒲公英五钱 当归一两 水煎服，二剂即愈。乳吹亦可用，且尤易效，加酒更妙。

英藤汤 治乳痈初起。

蒲公英一两 忍冬藤二两 生甘草二钱 水二盅，煎一盅，食前服，二剂全消。

参芪瓜蒌散 治乳痈、乳疽已成者，化脓为水，未成者，即消散，如瘰疬更效。

瓜蒌一个 甘草二钱 当归五钱 没药一钱 乳香一钱，另研 大力子五分 人参三钱 黄芪五钱 水酒各半，煎服二剂即消。

伯高太师方 治乳痈初起。

白芷二钱 贝母二钱 蒲公英三钱 连翘一钱 金银花一两 水煎服，一剂即消。

《永类》方 治乳痈初肿。

射干即扁竹根如僵蚕者 同萱草根为末，蜜调敷之，神效。

葛真君汤 治瘰疬。

白芍五两 白芥子五两 香附五两 茯苓五两 陈皮一两 附子三分 桔梗五两 甘草一两 各为末，水打成丸，酒送下五钱，一料全愈。

夏枯草膏 薛己。治瘰疬、马刀，不问已溃未溃，或日久成漏。

夏枯草六两 水二盅，煎七分，食远温服。虚甚者，则煎汁熬膏服，并涂患处，兼以十全大补汤加香附、贝母、远志尤善。此物生血，乃治瘰疬之圣药也。其草易得，其功甚多。

昆花汤　章云樵传。治项下肿核，乃痰气不清，郁结而成，日久破坏，以致气血亏短，卒难收口，且连串不已，又名病串。此症最难断根，害人非浅。此方万试万应，戒慎忌口，常服必验。

南夏枯草三钱　浙贝母二钱　山慈菇一钱　玄参一钱　连翘一钱　牛蒡子一钱　橘红一钱　金银花一钱　海藻一钱　川芎一钱　当归一钱　香附一钱　白芷一钱　甘草五分　昆布三钱　水三碗，煎一碗，空心服。如破烂日久，不收口者，加黄芪、白术各一钱，茯苓八分，升麻、柴胡各五分。

文武膏　岐天师传。治瘰疬神效。

用桑椹黑者二斗，以布袋绞取汁，夏枯草十斤取汁，二味石器中熬成膏子，白汤化下二匙，日三服，一月即愈。忌酒色鹅肉。

蜗牛散　《三因》。治瘰疬溃与未溃。

蜗牛不拘多少，以竹签穿，瓦上晒干，烧存性，为末，入轻粉少许，猪膏髓调，用纸花量疮大小贴之。

夏枯草汤　治瘰疬、马刀，不问已溃未溃，或已溃成漏，形瘦，饮食不甘，寒热如疟，渐成劳瘵，并效。

夏枯草二钱　当归三钱　白术三分　茯苓三分　桔梗三分　陈皮三分　生地三分　柴胡三分　甘草三分　贝母三分　香附三分　白芍三分　白芷三分　红花三分　先煎夏枯草，取汁三碗，后煎药七分，卧时，入酒半小盅和服。《准绳》云：单①用夏枯草六两，水二盅，煎至七分，去渣，食远服，一月即愈，后服十全

---

① 单：原作"草"，形近而误，今据江东书局本改。

大补汤，加香附、贝母、远志尤善。

瘰疬神膏 祖传。治各种瘰疬。

大当归五两　大穿山甲五两　陈皮三两　肉桂一两　木鳖子肉一两　大蜈蚣十条　象皮一两　黄柏五两　黄芩五两　川连一两　白花蛇一两　蕲艾一两　金银花四两　香油三斤，浸半月，夏五日，春秋十日，火熬至黑色，去渣再熬，滴水成珠，加飞过黄丹十两，搅匀再熬，又下乳香、没药、儿茶、血竭、密陀僧，俱为末，各一两，搅匀，候温，入麝香一钱，再搅，入水中一日，去火气，摊贴甚效，忌一切发物并房事。

神秘汤 治瘰疬。

橘皮一钱　紫苏一钱　人参二钱　桔梗三钱　桑皮一钱五分　生姜五分　五味子三分　水煎服。

木通汤 治瘰疬。

木通一钱　车前子二钱　猪苓二钱　泽泻二钱　连翘一钱　花粉二钱　金银花一两　瓜蒌子二钱　水二盅，竹叶、灯芯煎服。忌醋、猪头肉肠肝、驴马羊肉，及房事气怒。

败毒散瘰汤 治四种瘰串。

人参一钱　当归二钱　厚朴一钱　桔梗二钱　白芷二钱　肉桂五分　防风五分　黄芪三钱　粉草一钱　水酒各半，煎服。

膏药方 治瘰疬不破者。

沉香　麝香　轻粉　银朱　荔枝肉　各等分入熟鱼胶，捣成膏贴之。专治硬核不消不破，甚效。

通治瘰疬方 不分新久、表里、虚实，及诸痰结核，甚①效。

陈皮一钱　白术一钱　柴胡一钱　桔梗一钱　川芎一钱　当

---

① 甚：原作"交"，义晦，依前后文例当作"甚"，今改。

归—钱　连翘—钱　茯苓—钱　香附—钱　夏枯草—钱　黄芩—钱
藿香五分　半夏五分　白芷五分　甘草五分　姜三片　水二盅，
煎八分，入酒一小杯，临睡时服。

瘰疬酒药方　治年久瘰疬结核，串生满头，顽硬不穿者，
甚效。

鹤虱草八两　忍冬藤六两　野蓬蒿四两　野菊花四两　五爪
龙三两　马鞭草—两五钱　用老酒十五斤，袋贮药悬于酒内，封
口，煮三炷香为度，取起，水顿①一伏时②，初服尽醉，出汗为
效，后随便饮，一料病愈不发。

抬头草膏　治瘰疬已破者。

五抬头草不拘多少，清水煮烂，去草，止用汁，熬成膏，
去火毒，每膏一个，加麝香二厘，贴上一个，不必再换，其核
自出而愈。

六神全蝎丸　治多年瘰疬，百治不愈，服此药七日全愈。

全蝎三两，焙干，去足勾　白术炒，三两　半夏—两　白芍四两
茯苓四两　炙甘草五钱　共为末，油核桃肉捣为丸，绿豆大，每
日二服，清晨服一钱五分，晚服一钱五分，火酒送下，看人大
小，加减服之，甚妙。

黄白僵蚕散　治瘰疬疮破，久不收口。

人参三钱　黄芪五钱　当归三钱　厚朴—钱　桔梗—钱五分
白芷—钱　僵蚕—钱　水煎服。

臁疮膏药方　治内外臁疮。

白蜡—两　松香—两　铜绿五分，为末　猪油二两　乳香—钱
轻粉为末，一钱　先将猪油熬去筋，入松香、乳香捣为膏，隔纸

---

① 顿：放置。

② 一伏时：即一昼夜。

药，先将油纸照疮口略大，以针刺数百孔，后摊膏药，将纸背贴在疮口上，不须一日即愈。其疮先用葱一株，煎汤洗净脓血，后贴膏可也，一日换一个，神验。

杏霜丹　治臁疮，经年累月不愈者。

杏仁去皮、尖，纸压去油，取霜五钱　轻粉五分　黄柏炒末，一钱
将猪脊髓捣和匀，先取黄柏数钱，煎水洗疮口干净，然后将药敷上，外以绢包之，三四日疮即愈。

敛疮丹　岐天师传。治臁疮不敛。

马勃一两　轻粉一钱　三七根末三钱　各为细末，先用葱盐汤洗净，拭干，以前药末敷之即愈。

化疬仙丹　仲景公传。治湿热变化疬风，即大麻也。

玄参三两　苍术三两　苍耳子一两　蒲公英一两　桔梗三钱
金银花二两　水煎服，每日作一服饮之，不消一月而愈。

三白膏　治内外臁疮。

白芷六钱　白蔹六钱　白及六钱　当归六钱　黄连六钱　黄柏六钱　厚朴六钱　五倍子六钱　雄黄六钱　没药六钱　血竭六钱海螵蛸六钱　黄丹飞，六钱　乳香二钱　轻粉一钱　以上各为末，香油熬熟，调成膏贴之，外用布包定，有脓水去之，常洗，药水内加盐洗之，效。

红潮散　治湿毒臁疮。

红萝一个　真轻粉三钱　潮脑一钱　共捣烂，填满疮内，外用布包定，七日开看，疮平而愈。

止痒散　治有虫痒臁疮。

活虾膜一个，剥去皮，乘热贴之，连换二三次，其虫自出。负方加麝香三厘，擦在皮上贴之。

隔纸膏　治久远臁疮，顽疮结毒。

龙骨二钱　血竭五分　轻粉五分　冰片一分　阿魏二分　乳香一钱　没药一钱　麝香一分　黄丹水飞,一两　生芝麻一合,捣末　香油三两　先将丹、油、芝麻熬数沸,从下细药,临起方下冰片、麝香搅匀,用甘草煮油纸,两面扎孔贴之,效。

潮脑膏　治血风疮,一宿见效,三月全好。

黄连一两　白芷五钱　轻粉三钱　川椒三钱　潮脑二钱　共为细末,用熟菜籽油,稠摊在一个大碗底上,倒合,将瓦高支,用艾四两,揉作十个团,烧熏底,上药如油干,再添油拌,再熏,必待艾尽,乘热搽在患处,外用油纸、草纸包之,次日即消,不过三月,神效。

贝母散　治活人面疮。

贝母五钱　为细末,用醋调稀,填入人面疮口内,令满塞之,次日即愈,如少愈,再填,不过三次全愈。

更有死人面疮,虽有口眼,人面俱全,奈不能动,不能食物,故名死人面疮。待人家有死人,装棺材钉钉时,钉一下,将疮用手指按一下,男用女按,女用男按;如按二下,问患人一声:疮好了?患人即答应一声:好了,好了。等钉定声止则止,即愈。

雄黄散　治秃疮,有虫作痒痛者如神。

雄黄一钱　水银一钱　轻粉五分　烟胶五钱　枯矾五分　上为细末,用隔年腊月猪脂油调搽,或马脂油更妙。

戌油膏　治多年不好秃疮如神。

番木鳖子不拘多少,用油煎枯,去木鳖子,加真轻粉一钱、枯矾三分,一上即愈。

三黄膏　治杖疮神效。

生大黄三两,为末　樟脑一两五钱,研末　黄丹三两,水飞过

黄香三两　生猪油三两　将猪油熬熟，入余药化为膏，一大个贴棒疮上，外用布缠紧，神效。

卫心仙丹　岐天师传。治受屈棒，恶血奔心。

大黄三钱　当归一两　红花三钱　桃仁三十粒　生地一两　丹皮三钱　木耳三钱　白芥子二钱　水煎服，一剂即恶血散。

白蜡膏　专治杖疮神效。

真白蜡一两　猪骨髓五个　潮脑三钱　共入铫内熬成膏，用甘草煮油纸摊贴，神效。

活血红花汤　棒疮煎药。

红花一钱　苏木一钱　山栀子一钱　黄柏一钱　白芷一钱　黄芩一钱　桂皮三钱　芍药三钱　川芎二钱　甘草一钱　桃仁十四粒　当归五钱　乳香一钱，去油　没药一钱　研细，用酒二大盅煎熟；次入童便一盅，再煎数沸；次入乳香、没药，一滚就起就服，神效。

又，**盖体汤**　仙传。治杖疮神效。

木耳二两　丹皮一两　苏木五钱　小蓟五钱　水煎服。

护心仙丹　仙传。外治作膏贴之。

大黄一两　没药三钱　白蜡一两　松香五钱　乳香三钱　骨碎补五钱　当归一两　三七根三钱　败龟板一两　麝香五分　各为细末，猪板油一两，将白蜡、松香同猪油在铜锅内化开，将各末拌匀为膏贴之，油纸布包。轻者一个，重者二膏足矣，夹棍不须四膏，神效。

胶粉散　治燕窝疮。

烟胶一两　燕窝土三钱　轻粉一钱　枯矾五分　共为末，熟油调搽患处，神效。

胶胡散　治羊胡子疮。

烟胶五钱　羊胡须一撮　轻粉一钱　共为末，湿则干搽，干则油调，搽上即愈。

又方

胆矾二钱　瓜蒌壳烧灰，一钱　儿茶一钱　柏末五分　共为细末，敷上，收口神效。

鬼代丹《准绳》。主打着不痛。

无名异　没药　乳香各研　地龙去土　自然铜醋，研　鳖子去壳　上为末，蜜丸如弹大，温酒下一丸，打不痛。

冰硫散　治纽扣风。

硫黄一两　樟冰二钱　川椒二钱　生矾二钱　共为末，先用白萝卜一个，挖空其内，将药填满后，将原皮盖之，湿纸包三四层，灰火煨半时许，待冷取开，同热猪油调，搽之愈。

胶香散　治胎毒疮。

轻粉一钱　白胶香三钱　大风子肉十五个　烟胶二钱　上为末，用煎鸡蛋黄调，搽上即痒，加枯矾五分甚效。

草牛散　治癞头胎毒。

蜗牛十枚，捣烂　生甘草末五钱　同捣，火焙干，麻油调，敷头上，三日即全愈。

胶髓膏　治恋眉疮。

轻粉一钱　川椒末五分　烟胶一钱　上为末，将猪髓入铫内，煎熟末，调搽上即愈。

腊脂膏　治肺风疮。

大风子肉二十个　木鳖肉二十个　轻粉五分　枯矾五分　水银一钱　上研末，用腊肉猪脂调，搽于面上，一夜即愈。

杏黄散　治赤鼻、粉疵。

硫黄五钱　杏仁去皮及双仁者，研烂取二钱　轻粉一钱　各研匀，临卧时，用萝卜汁调，敷赤处，七日愈，贴粉疵一夜，次早洗去，一日即愈。

二粉散 治妇女面生粉花疮。

定粉五钱 轻粉五分 枯矾三分 为末，用菜油调，溶于大瓷碗底内，匀开；次用蕲艾一两，于炭火上烧烟，熏于碗内粉，待艾尽为度，覆地上，出火毒，逐早搽面即愈。

裙边疮，即臁疮也，仲景夫子传。

白蜡三钱 松香五钱 轻粉三分 黄丹五钱 铜绿五分 猪板油生者，一两 冰片一分 各为细末，同猪油捣千下为膏，先用油纸如疮口大，针刺眼孔数百，摊纸上，将无药一边贴疮口上，以箬①包之，一日一换。未贴前，葱一条煎汤洗之，连用五个即愈，虚用八珍汤。

大风膏 治裙边疮，一名裤口风疮。

大风子一百个 枯矾五分 川椒末一钱 轻粉一钱 用真柏油调搽即愈。

痔漏验方 治痔漏多年不愈，及痔漏肠②风下血者皆验。

龟板四两，麻油炙黄 鳖甲四两，酥油炙脆 穿山甲一两，土炒 刺猬皮一个，炙黄 白茯苓一两 地榆皮一两 金银花一两 归尾一两，酒洗 槐花一两 黄牛角腮骨一两，削筋，酥酒炙酥 牡蛎一两 马兜铃一两 五倍子一两五钱，炒黑 象牙末五钱 白术五钱 炙甘草三钱 犍猪前蹄嫩肉炙，一两 枳实一两，火炒 推车郎七个，炙去羽毛 黄连一两，酒炒黑 各为细末，用鳗二条，重一斤，煮烂去骨，加白面少许，同捣为丸，每日早、中、晚服三四钱。忌房事、椒、蒜、一切发物，重者一料全愈。

---

① 箬：笋皮。

② 肠：原作"胀服"二字，义晦，今据聚贤堂本、纬文堂本改。

世传方　治痔漏。

冰片一分五厘　麝香五厘　蜗牛一个，连壳捣碎，入前药　加熊胆一分，用井水化开，三味入水内，用鸡翎拂痔上，数次即止疼。忌生冷、鱼腥、煎炒。阴漏不治。

护漏汤　林天檠传。

用屎蜣螂一个焙脆，为末，以饭黏展成条，先将猪鬃探管之浅深，然后将此药条入管内，其管即退生肌矣，神验。

补漏丹　长桑公仙人传。治痔漏。

大龟一个　茯苓八两　羊后蹄爪壳一对　鳖甲一两，醋炙　槐米二两　薏仁三两　瓦葱大者，一二条　白术土炒，三两　神曲三两　先将各药为末，先将龟用绵纸同各末包好，一日则龟必死矣，如未死，又将药末同包好，以死为度；取出，火炙为末，同药末为丸，每日临时白滚水送下三钱，不必半料全愈。水湿去而毒气自散，漏疮自愈，何用刀针挂线哉？

青苔散　仲景夫子传。治湿热成痔作漏。

青苔三钱　羊后爪壳三付　人参一两　白术三两　茯苓三两白芷二两　槐米一两　米饭为丸，每日服一钱，二月即消管。

全生丸　祖传。治多年痔漏如神。

白芷四两　槐子四两　穿山甲陈壁土炒，二两　僵蚕炒，四两蜈蚣二条，炙　全蝎去足勾，炒，净二两　黄陈米煮饭，捣为丸，每日服三钱，白滚水下，服完漏管自消，不用刀针挂线之多事，真神奇也。忌房欲、鹅肉，茄地上终身不可行走。

太仓公方　治痔。

皮硝三钱　瓦葱三条　青苔一钱　煎汤洗之，一连洗七日全愈，阴囊湿与腿湿，俱以此方洗之，神效。

无花汤　洗痔，效。

无花果叶煎汤熏洗，止痛甚效。

乳香膏 专贴痔漏如神。

茱萸二钱　白及二钱　白蔹二钱　黄连二钱　黄柏二钱　当归二钱　黄丹二钱　乳香一钱　轻粉三分　冰片少许　香油四两用柳枝煎枯，入药煎枯，滤净，再数沸，入黄丹，次乳香、轻粉，搅匀，次入冰片，用瓷罐收贮。用薄油纸甘草煮之，揉攘摊贴。先洗次贴，生肌长肉止痛，甚妙。

南阳张真人方 治痔漏。

人指甲瓦上炒，八钱　槐花炒黄，八钱　人脚趾甲瓦上炒，二两　牛脚毡①一付，用前蹄　蝉蜕炒干，一两　壁虎三条，瓦对合炒，两头封固，火逼干　穿山甲一两，土炒　蚰蜒七条　地榆六钱　防风一钱　枳壳一两，炒　黄柏四钱，盐酒炒　甘草四钱　俱为细末，每早三钱，午刻二钱，夜二钱五分，俱用生酒送下。忌椒、姜、牛鸡鹅肝肠、酒糟、烧酒，尤忌房事。

护痔散 护痔外好肉。

白及　大黄　黄柏　苦参　寒水石　绿豆粉　各等分，为细末，熟调涂好肉上，妙。

槐角丸 治痔漏下血。

槐角二两　当归一两　防风一两　枳壳一两，炒　黄芩一两，酒浸炒　地榆五钱　上为末，酒糊丸，桐子大。每服五六十丸，空心，酒或白汤送下，效。

槐蕚散 治肠风痔漏下血有验。

槐蕚炒，六分　生地黄酒拌蒸，六分　青皮六分　白术六分　炒荆芥六分　川芎四分　升麻一钱　当归酒浸，一钱　各为末，每

---

① 毡：蹏也。即胼胝体。

服三钱，空心米饮送下，煎服亦妙。

水沉膏　治时毒暑疖。

白及不拘多少，为细末，用水沉底，去水，将药敷在疮周围，纸盖，如干，再水润之。

药线方　治齿蹋如神。

用芫花皮作线，系根一二日自落，如未落，以刀去之，以银热烙之，其血即止，最妙。

张真君传异方　治顽癣。

虾蟆一个，口内入雄黄一钱，外用苎麻扎住，火烧死，存性，研末麝香一分　冰片三分　轻粉一钱　好茶叶三钱　再研为细末，油调搽①上，觉少痛即肿起，无惧，三日平复如故，而顽癣脱落矣，遍身不可一时并搽，愈了一处可也。

顽癣方　治白壳疮，即顽癣。

羊蹄根、枯白矾，捣汁，入米醋少许调，搽之，一二次效。

岐天师传方　治牛皮癣。

杜大黄根鲜者一两　捣碎，日日擦之，擦至十日之后，用冰片三分、麝香三分、楝树根一钱、蜗牛十八个、白矾二钱、生甘草一钱、蚯蚓粪五钱，各为细末，捣蜗牛内敷之，一月即全愈，至神之至。

陀僧散　治汗斑如神。

蜜陀僧细末，三钱　白砒一钱　枯矾五分　硫黄二分　羊蹄根汁对半调搽，一次即黑，二次即愈。

丁香散　治鼻蜃神验。

———————————

① 调搽：原作"搽调"，今据聚贤堂本、纬文堂本、江东书局本乙转。

苦丁香_{七个}　枯矾_{五分}　轻粉_{五分}　将鼻中息肉针破，用此药末点搽即愈。

化瘜丹　治鼻齆、鼻痔。

雄黄_{五分}　枯矾_{五分}　苦丁香_{三钱，鲜的，取汁}　上末调稀，搽在患处，妙。一方加轻粉、细辛、犬胆调。

粉香生肌散　治嵌指甲伤。

轻粉_{一钱}　乳香_{一钱}　没药_{一钱}　黄丹_{二钱，微炒}　赤石脂_{五钱}　寒水石_{三钱，煅}　各为末，湿则干搽，干则油调，最妙。

槐花汤　治鹅掌风。

槐枝花熬煎汤，以手熏之，及热后，将瓦松擦之，过一会，以水洗之，又熏又擦，每日三五次，不过三二日全愈，神速，瓦松无有，用瓦草亦效。

又方

朴硝_{末，三钱}　桐油调燕，涂入患处，火烘之，不二次，妙。

硫糕丸　疥疮多年，治不效，一家数口俱害，多致瘦弱，不必搽药，止服此药，甚效。

硫黄_{精明的，一两}　为细末，用米糕为丸，桐子大，共三两重。上体疥多食后，荆芥汤送下五六十丸；下体疥多食前下，一人要服硫至一两，必效。

伯高太师方　治疥疮。

茵陈蒿_{一两}　苦参_{一两}　煎水一锅，略冷，洗之立瘥。

归防汤　世传。治表消疥疮煎药，神效。

当归_{二钱}　防风_{一钱}　苍术_{一钱}　川芎_{一钱}　生地_{一钱五分}　荆芥_{一钱}　苦参_{一钱}　甘草_{三分}　赤芍_{一钱}　连翘_{一钱}　白芷_{八分}　清水煎，十服为度。

黄[①] **水疮方**　治小儿黄水疮，湿热结于皮上也。仲景公传。

石膏—两　雄黄—两　各研细末，砂锅煎汤，候冷洗之，一日即愈，神方也。以五苓散内治亦佳。

---

① 黄：原作"苍"，字之误，今改。

卷十六

奇方下

雄黄灯 治坐板疮。

用旧青布一条，如二指阔，以雄黄末一钱，油调入布内，为拈子，灯上点着，吹灭，以火头热触于疮头痒处，不过一二次即愈。

苋萝散 治坐板疮甚验。

马齿苋一把，即灰苋 萝种一枝 各为末，掺患处立愈。并治诸疮出水，敷之俱妙。

又方

用砖一块烧热，硫黄末一钱，铺于砖上，以好醋沃之，以布一方垫之，令坐于疮上，烙之更妙。

世传。治**坐板疮方**。

轻粉二钱 石膏飞过，六钱 共为细末，灯油调，上一二次即愈。

张真君方 治大麻风。

苍术一斤 苍耳子三两 各为末，米饭为丸如梧子大。日三服，每服二钱，服一月即全愈。无忌，止忌房事三月，犯则不可救矣。

白鹿洞方　治大麻风，眉毛脱落，手足拳挛，皮肉溃烂，唇翻眼绽，口歪身麻，肉不痛痒，面生红紫之斑，并治如神。

大风子肉四两　明天麻四两，酒浸　川防风去芦，四两　汉防己四两　大何首乌四两，忌铁　好苦参净，四两　川当归净，六两，酒浸　赤芍药六两　白菊花四两　香白芷四两，酒浸　大川芎二两　独活二两　山栀仁二两，炒　连翘净，二两　白苏二两　黄薄荷二两　金头蜈蚣炙，去头足，二两　全蝎三两，洗去盐、足　僵蚕炙，去足，六两　蝉蜕去足，六两　穿山甲二两，烧　蕲蛇八两，酒浸，焙　狗脊四两，去毛，酒浸　共为末，酒糊为丸，桐子大。每服七八十丸，空心，好酒送下，临卧再一服。忌气怒、房事、油腻煎炒、鸡、鱼、虾、蟹、芋头、山药、糟鱼、肉鹅、生冷、春酸食、冬冷物，然冬月亦不可烘火，止宜绵暖，净室坐定，保守性命，节饮食，断妄想。如服药时，宜仰卧，令药力遍行有功。如不守禁忌，徒劳心力，亦无效也。服此药，止宜食鸭、鲫、牛肉，俱当淡食。

秘传漆黄蟾酥丹　治大麻风疮。

鲜螃蟹四斤　真生漆一斤　真蟾酥二两　真雄黄二两　先将瓷坛装蟹，次入漆封口，埋在土中，二七日足，方取开看，二物俱化成水，去滓净，将水入锅，慢慢火煮干，焙为细末，方入雄黄、蟾酥二味末，搅匀，瓷罐收之。每日空心、临卧各一服，好酒送下一二钱，不过一月，其疮全好除根，妙不可言。治大风如手取之妙。况所费不多，莫轻忽修合，亦勿妄传非人，秘之。

洗大风方

用苍耳草煎汤，少加朴硝，浴之更妙。

生眉散 治大风，生眉毛。

皂角针_{焙干} 新鹿角_{烧存性} 各等分，为细末，姜汁调涂，一日搽一二次，不数日眉即生矣。

片根散 治喉闭乳蛾。

冰片_{二分} 雄黄_{一钱} 山豆根_{一钱} 儿茶_{一钱} 青硼_{五分} 枯矾_{五分} 共为细末，吹之如神。

太仓公蜂房散 治喉痹肿痛。

露蜂房_{烧灰，一分} 冰片_{二厘} 白僵蚕_{一条} 乳香_{二分} 为细末，吹喉即安。

仓公壁钱散 治喉生乳蛾。

壁钱_{七个} 白矾_{三分} 冰片_{一分} 儿茶_{三分} 各为末，包矾烧灰，为细末，竹管吹入喉，立愈。

救喉汤 岐伯天师传。治双蛾，喉大作痛，口渴求水，下喉少快，已而又热，呼水，此乃缠喉风也，乃阴阳二火并炽，上冲作祟。

射干_{一钱} 山豆根_{二钱} 玄参_{一两} 麦冬_{五钱} 甘草_{一钱} 天花粉_{三钱} 水煎服。倘服之而药不能下喉者，刺少商穴，尚欠亲切，用刀直刺其喉肿之处一分，则喉肿必少消，急用吹药开之，吹药方名启关散。

启关散

胆矾_{一分} 牛黄_{一分} 皂角_{烧灰末，一分} 麝香_{三厘} 冰片_{一分} 为绝细末，和匀，吹入喉中，必大吐痰而快，可用汤药矣。

化癣神丹 治喉生癣疮，先痒后痛，久不愈者。

玄参_{一两} 麦冬_{一两} 五味子_{一钱} 白薇_{一钱} 甘草_{一钱} 鼠黏子_{一钱} 百部_{三钱} 紫菀_{二钱} 白芥子_{二钱} 水煎服，先服六剂，再服润喉汤全愈。

仓公治喉癣方

百部一两　款冬花一两　麦冬二两　桔梗三钱　各为细末，蜜炼为丸，如芡实大。衔化，日三丸，一月虫死癣愈。

润喉汤

熟地一两　山萸四钱　麦冬一两　生地三钱　桑白皮三钱　甘草一钱　贝母一钱　薏仁五钱　水煎多服，数十剂必愈。久则加肉桂一钱，更为善后妙法。

伯高太师传方　治指上生天蛇头疮。

蜈蚣一条　麝香半分　白芷三钱　共为末，烧烟熏之即愈。

雄黄解毒散　治天蛇毒疔，初起红肿发热，疼痛至心。

雄黄二钱　蟾酥二分，微焙　冰片一分　轻粉五分　为末，新汲水调涂，纸盖，日用三次，极效。

解蛇油　治蛇窠疮，生于皮毛作痛，并治诸恶疮。

川蜈蚣不拘多少，入真香油，瓷瓶收贮，搽之，不二次即愈。

治蜘蛛疮

先用苎麻丝搓疮上，令水出，次以雄黄、枯矾等分，末，干掺之，妙。

秦公传方　治杨梅风毒。

土茯苓三斤　生黄芪一斤　当归八两　先用水三十碗，将土茯苓煎汤三碗，取黄芪、当归拌匀，微炒，干磨为末，蜜为丸。每日白滚水送下三钱，一料即全愈，新病二料全愈，不再发。

刘氏经验方　《纲目》。治杨梅毒疮。

胆矾　白矾　水银　研不见星为度，等分，入香油、津唾各少许，和匀，坐帐内，取药涂两足心，以两手心对足心，摩擦良久，再涂再擦，尽即卧，汗出或大便去垢、出秽涎为验。

每一次，强者用四钱，弱者二钱，连用三日，外敷疏风散，并澡洗。

世传。**治杨梅疮。**

皂角刺七根　杏仁去皮、尖，七个　肥皂子去壳取肉，七个　僵蚕真的，七个　蝉蜕七个，去爪、翅　红花五钱　当归尾一两　土茯苓八两，瓷瓦刮去皮土，木器捶碎　以上共一处，用砂锅一个，井、河水各三碗，煎至三碗，早、中、晚各服一碗，服二十剂全愈，永无后患，忌茶叶酸碱。

全阳方　治前阴烂落。

金银花半斤　黄柏一两　肉桂二钱　当归三两　熟地二两　山茱萸三钱　北五味一钱　土茯苓四两　水五大碗同浸，干为末，每日滚水调服一两，服完，前阳不烂，如烂去半截者，重生。

土茯苓汤　治杨梅结毒，林中丞传。

土茯苓二斤，竹刀去皮　雄猪油四两，铜刀切碎　没药二钱　初次水七碗，煮四碗；二次水四碗，煮二碗；三次水二碗，煮一碗。共七碗，去渣并油，将汤共盛瓷钵内，露一宿，次日作三次温服。忌茶、酒、油、盐、酱、醋、鸡、鱼、鹅、鸭、海味等物，只吃大米饭、蒸糕，滚水下，余物一切不可用，三七日全愈。

末药方

防风五钱　荆芥五钱　何首乌五钱　苦参五钱　花粉五钱　肥皂子白肉二两五钱，炒　上为细末，用煎开土茯苓猪油加末药二钱同煎。

鬼真君传方　治杨梅疮。

黄芪五两　生甘草一两　土茯苓四两　茯苓五钱　白术五两

当归五两　大黄八钱　石膏五钱　水十碗，煎二碗，分作二次服，二剂毒自从大便出。倘疳疮已出，而杨梅未生，急加入大柴胡三钱，同上药煎服，二剂亦愈。盖疮因虚而得，自当治其虚，而加之去毒之品，自然奏功如神。奈世人以败毒劫之，而忘其补法，所以夭人性命也。

风藤散　治结毒。

人参　当归　赤芍　角刺　木瓜　木通　甘草　白芷　生地　皂子　花粉　金银花　白鲜皮　薏苡仁　青风藤　各等分，每剂五钱，加巴蕉根四两、土茯苓四两，水四碗，煎至三碗，一日二次服之。重者只三剂而愈，如神，不拘新旧俱妙。

张真君方　治结毒，鼻柱将落，立可全之。

人参一两　麦冬三两　金银花三两　苏叶五钱　桔梗一两　生甘草一两　水五碗，煎一碗，一剂即闻香臭而不落矣。盖杨梅之毒，虽是毒气结成，然亦因虚极致之，故用人参、麦冬诸补气血之药于散邪解毒之内，所以奏功如神也。

不疼点药

真轻粉一钱　杏仁皮一钱　松花一钱　冰片三分　共为末，鹅胆汁调搽即愈。

治杨梅疳疮方

真轻粉三分　冰片二分　儿茶五分　黄柏末二钱　上口鼻用川椒汤漱洗搽之，在下用止根汤洗熏毕，搽之如神。

莨床散　《准绳》。治肾脏风，痒不可当。

吴茱萸　蛇床子　等分，煎汤洗之，神效。

五根汤

葱根一两　韭菜根一两　槐根一两　地骨一两　土茯苓一两煎水，先熏后洗毕，点前药，效。

张真君方 治痔疮。

儿茶 珍珠 镜锈各二钱 轻粉五分 牛黄三分 血竭三分 冰片三分 各为细末，先水洗净，后掺药，神效。

秦真人方 治痔疮。

儿茶一钱 黄柏炒，一钱 水银半分 轻粉一分 生栀子五分 冰片三厘 各为细末，以不见水银为度，敷在患处，数次即愈，再用后药：

金银花一两 当归五钱 蒲公英五钱 生甘草二钱 水煎空心①服，内外合治，尤易愈也。

伯高祖师方 传治玉茎疮烂。

丝瓜连子捣汁，和五倍子末、蚯蚓粪，焙干，香油调，搽之神验。

胜金散 《准绳》。治下疳溃烂疼痛。

黄连五分 黄柏五分 轻粉五分 银朱五分 儿茶五分 冰片一分 为细末，香油调搽。

齿龋疮方 齿时有伤，成疮作痛。

用生肌散，将旧棉花托一二分，入窟内，过夜即愈，或捣饭内，塞之亦妙。生肌方载在前。

玉粉散 治胎毒湿皮疮。

滑石桂府粉包，一两，水飞过 甘草三钱 冰片二分 共为细末，掺之疮上即愈。

《杂兴》②汤 邓笔峰传。治杨梅毒疮。

冷饭团二两 五加皮三钱 皂角子三钱 苦参三钱 金银花一两（世错用一钱，今改正） 好酒煎，日一服，一月全愈。

---

① 心：原无，今据聚贤堂本、纬文堂本、江东书局本补。

② 杂兴：即《卫生杂兴》，邓笔峰撰，已佚。

忌铁器。

刘寄奴散 《准绳》。治便毒。

刘寄奴 王不留行 大黄 金银花 木鳖子 上等分，酒水煎，露宿一夜、五更服。

又方 治便毒初起。

射干二寸 生姜如指大捣细上取顺流水，煎微沸，服之，以泻为度。

消毒散 《准绳》。治便毒初发，三四日可消。

皂角针 金银花 防风 当归 大黄 甘草节 瓜蒌仁各等分，上咀，水酒各半，煎，食前服，频提掣顶中发，立效。

化鱼汤 仲景真人传。治结成便毒鱼口。

大黄一两 金银花五两 蒲公英五钱 归尾一两 荆芥三钱水二碗，煎一碗，服二剂即消。

化毒救生丹 张真人传。治头面无故生疮，第一日头面重如山，二日即青紫，三日身亦青紫，服春药而毒发于阳者，第一日即用此方可救。

生甘草五钱 金银花八两 玄参三两 蒲公英三两 天花粉三钱 水十余碗，煎四碗，日三次服，可救，否则一身尽青而死。

蜗膏水 仲景夫子传。治头上生疮作癞，或胎毒成癞头。

蜗牛十条 生甘草三钱，为末 冰片三分 白矾一钱 盛在瓷碗内，露一宿，蜗牛化为水，鹅翎扫头上，三日愈。

黄水疮方 仲景夫子传方，更妙。

蕲艾一两，烧灰存性，为末。痒加枯矾五分，掺上即愈。

又方

雄黄末二钱 砂罐内熬，水洗之即愈，神效。

柏叶散 治三焦火盛，致生火丹作痒，或作痛，延及遍身。

侧柏叶炒黄，为末，五钱 蚯蚓粪五钱 黄柏五钱 大黄五钱 赤豆三钱 轻粉三钱 共为细末，新汲水调搽。

枯瘤方 治瘤初起成形未破者，及根蒂小而不散者。

白砒一钱 硇砂一钱 黄丹一钱 轻粉一钱 雄黄一钱 乳香一钱 没药一钱 硼砂一钱 斑蝥二十个 田螺大者，去壳，三枚，晒干切片 共研极细，糯米粥调，按捏作小棋子样，晒干。先灸瘤顶三炷，以药饼贴之，上用黄柏末水调，盖敷药饼，候十日外，其瘤自然枯落，次用敛口药。

秘传敛瘤膏 血竭一钱 轻粉一钱 龙骨一钱 海螵蛸一钱 象皮一钱 乳香一钱 鸡蛋十五枚，煮熟，用黄熬油一小盅 以上各为细末，共再研，和入鸡蛋油内，搅匀，每日早晚，甘草汤洗净患上，然后鸡翎蘸涂，膏药盖贴。

阴户疳方 治阴户作痒作痛，生疳生虫。

猪肝一具，切长条 雄黄二钱 枯矾五分 轻粉一钱 将肝条水滚一二滚，取出，蘸药均，入阴户内，一二时再换，不三五次，虫出即愈。

护阴丹 治阴外中生疮。

桃仁三两，捣烂 蛇床子为末，一两 绢绫做一长袋如势大，泡湿，将药装入袋中，纳入阴户内，神效。

止痒杀虫汤 仲景夫子传。妇人了中生疮长虫，痛痒难受。

蛇床子一两 苦参一两 甘草五钱 白薇五钱 水五碗，煎二碗，将阴户内外洗之。另用绫一尺，缝如势一条，将药渣贮于中，乘湿纳于阴之内，三时辰虫尽死矣。内用小柴胡汤加栀子三钱、苦楝根三钱、茯苓五钱，煎服，不服亦得。

完体续命汤 岐天师传。救杀伤而气未绝，或皮破而血大流，或肉绽而肠已出，或箭头入肤，或刀断臂指，死生顷刻。

生地三两　当归三两　麦冬三两　玄参三两　人参二两　生甘草三钱　三七根末五钱　续断五钱　地榆一两　乳香末三钱没药末三钱　刘寄奴三钱　花蕊石末二钱　白术五钱　水煎调末服，上剂口渴止，二剂疮口闭，三剂缝生，四剂全愈矣，真神奇之至。

补血救亡汤　伯高太师传。救杀伤危亡诸症。

玄参二两　生地四两　黄芪四两　当归二两　地榆四钱　荆芥炒黑，五钱　木耳二两　败龟板二个　水二十碗，煎汁五六碗，恣其酣饮。盖刀刃之伤，必大流血，无不渴者，饮水有立刻亡者，其饮此汤则渴止，而疮口亦闭，又无性命之忧，真神方也。

及膏散　《济急方》。治刀斧伤损。

白及一两　石膏煅，一两　为细末掺之，亦可收口。

治刀伤损骨，止有皮连者。

生明矾一钱　生老松香一钱①　研极细，放于布包，止以药裹，即止痛生肌。铎又选传。勿令水风犯之。

金刀伤方

用小猪揪出来肠子一条，陈石灰二两，苎叶一两，龙骨三钱，共捣烂作饼，干为末，搽之，即止血合口。

又方

端午日采百草，捣烂取汁，拌古石灰内藏之，干则研为细末，掺伤处，即止血、止痛、生肌，且无瘢痕。

岐伯天师传方　治金疮。

陈年石灰四两　三七根二两　各为末，敷上即止血生肌。

---

① 一钱：此下原有"各等分"三字，义重出，今删。

又传方 治金疮出血，又可治脚缝出水。

花蕊石研末　三七根末　硫黄末　各等分，和匀再研，敷上即合，仍不作脓，又止痛止血如神。

《永类钤方》 治金疮出血不止。

紫苏叶　桑叶　同捣，贴之自止。

火烧疮方

黄蜀葵花不拘多少，去蒂心净，不用手取，恐手汗污之，真香油浸之，令匀，虽数年更妙，逐年油少添油，花少添花。搽上立止痛生肌，冰凉自在，任他结痂，不可揭动。就火药烧坏，亦可救，内服泄火毒药更效，亦治汤烫如神。

蚌津散 治汤泡、火烧甚效。

取水中大蚌，置大碗中，任其口开，用冰片二三分、当门麝二三分，研末挑入蚌口内，即浆水流入碗内；再加冰、麝少许，用鸡翎扫伤处，先外而内遍扫，随干随扫，凉入心脾，便不痛而愈。如所扫之处不肯干，必溃烂，将蚌壳烧灰存性，为末，入冰、麝少许，掺之，妙。

太仓公方 治汤火神效。

井中青苔研烂，敷汤火伤灼疮上，立止痛而愈。

秦真人方 治汤火伤。

大黄一斤　古石灰八两　滑石四两　各为细末，麻油调敷患处，即止痛生肌，且无瘢记。

冻疮方 治冻疮破烂。

不拘手足、面上冻疮成疮，痒痛不一者如神。用麻雀脑子涂之，立瘥。猪脑子加热酒洗，更妙。

又方

干狗粪白者，烧灰存性，为绝细末，麻油凋敷，数次即愈。

箭镞疮方　治毒箭及箭狱入骨，不能得出，即不要拔动，恐其骨伤。

用巴豆一粒。炮去皮壳，勿焦，活蜣螂一个，同研烂，涂在作处，须臾[①]痛定微痒，极难忍之时，方可拔动，取出镞，立瘥。

又方

取数年陈腌腊猪腿肉骨头，火炙，取骨内之油，鸡翎将骨油扫在箭伤之处，必痒不可当，少顷，其箭头必透出。

张真君六神散　治折伤最验。

当归五钱　续断五钱　骨碎补五钱　牛膝五钱　桃仁五钱
金银花五钱　黄酒二碗，煎一碗，空心服，不拘轻重，服数剂永无后患。

仓公方　治骨伤折痛。

用葱一斤，捣烂，入乳香一两，同捣匀，厚封伤处，立止痛。

太仓公传方　治跌扑经月，瘀血作痛。

水蛭炒黑，研碎，二钱　当归一两　桃仁十四粒　赤芍五钱
水煎服，一剂即止痛。

定痛散　治跌打损伤，骨折疼痛等症。

麻黄烧存性，一两　头发灰一两　乳香五钱　共为细末，每三钱，温酒调服，立瘥。

葛真君传方　稚川。治跌伤神效。

灼过败龟一个　大黄一钱　生地五钱　桃仁二十个　红花一钱
归尾三钱　一服即止痛。

岐天师全体神膏　治接骨神效。

---

① 臾：原作"更"，字之误，今改。

当归二两　生地二两　红花二两　续断一两　牛膝一两　地榆一两　茜草一两　小蓟一两　木瓜一两　人参一两　川芎一两　刘寄奴一两　白术一两　黄芪一两　甘草五钱　杏仁三钱　柴胡三钱　荆芥三钱　皂角二钱　麻油三斤，熬数沸，沥去渣，再煎，滴水成珠，加入飞过黄丹末一斤四两，则为膏，不可太老，再用乳香三钱、没药三钱、自然铜醋淬、烧七次，花蕊石三钱、血竭五钱、白蜡一两、海螵蛸三两，为细末，乘膏药未冷投入，收匀盛之，摊膏须重一两，再用**胜金丹**。

麝香三钱　血竭三两　古石灰二两　海螵蛸一两　自然铜末如前制，一钱　乳香一两　没药一两　樟脑一两　人参一两　儿茶一两　三七一两　木耳灰一两　花蕊石三钱　象皮三钱　冰片一钱　地虱一钱　琥珀一钱　紫石英二两　土狗十个　生甘草末五钱和匀，以瓦罐盛之，每膏一个，用末三钱掺在上，贴之。重者二个，轻者一个即痊，更奇绝。

止血散　凡刀疮口破裂，血出不止，用此草①之，血即止。

血蝎二钱五分　没药五钱　龙骨五花者，二钱，俱另研　灯心一把　苏木二钱　桔梗五分　降真香四钱，同苏另研　当归三钱　鸡一只，连毛，尿、醋煮②熟烂，捣作团，外以黄泥固济，以文武火煅干，为末，入后药：红花要马头者二钱焙为末。共为细末，每用，干草疮口，以止其血，候干，少将熟油疮上，效。

逐瘀至神丹　岐伯天师传。治跌仆断伤受困。

当归五钱　大黄二钱　生地三钱，再加三钱尤妙　赤芍药三钱　鹕仁一钱　红花一钱　丹皮一钱　败龟板一钱　水一碗，酒一碗，煎服一剂，即可去病。推测手足断折，以杉板夹住手足，扶正，

---

① 草：按掺。

② 醋煮：原作"煮醋"，今据聚贤堂本、纬文堂本、江东书局本乙转。

凑合妥当，再用接^①骨至神丹为妙。方中再加枳壳一二钱尤佳。

接骨至神丹 岐伯天师传。治接骨如神。

羊踯躅三钱，炒黄　大黄三钱　当归三钱　芍药三钱　丹皮二钱　生地五钱　土狗十个，捶碎　土虱三十个，捣烂　红花三钱　自然铜末　先将前药酒煎，然后放自然铜末，调服一钱，连汤吞之，一夜生合，神奇之至，不必再服二剂，止服二煎可也，必骨中瑟瑟有声，盖彼此合缝，实有神输鬼运之巧。

治破伤风方 用粪堆内蛴螬虫一个，将手捏住脊背，待他口中吐出水来，涂在疮口上，即觉浑身麻木，汗出即活，此神方也。

仓公治破伤风方

蜈蚣研末，二分　麝香半分　擦牙，吐去口涎即瘥。

榆根散 雷公真君方。治虎咬伤，血大出，溃烂疼痛。

地榆一斤，为细末　三七根末三两　苦参末四两　和匀，凡虎咬伤，急用猪肉贴之，随贴随化，连地榆等三味末掺之，随湿随掺，血^②即止而痛即定，奏功实神。

斑蝥散 治疯犬咬伤，效如神。

斑蝥炒，去足、翅，同米熟　雄黄　各等分，药为细末，温酒调送，神效。去红发说在前。

青苔散 伯高真君传。犬咬。

地上青苔，以手抓之，按于犬咬处，即止痛。

治鼠咬疮方

用猫尿洗之瘥。取猫尿，以生姜捣烂一撮，敷在猫鼻子上即出。

---

① 接：原作"折"，今据此下方名改。
② 血：原无，今据上下文义补。

麝香锭子 治蜈蚣二十七般毒虫咬疮，肿痛不已，神效。

麝香二钱　雄黄二钱　乳香二钱　硇砂二钱　土蜂窝一个
露蜂窝一个，烧灰存性　上为细末，米醋糊为锭子。如遇此等伤
疮，磨涂之即瘥；如有恶疮，疼痛不已，亦以此涂之，更妙。

治毛虫咬

以蒲公英根茎白汁敷之，立瘥。

中蜘蛛毒蛇① 咬疮方

用大蓝汁、麝香、雄黄和之，随愈。人一身生蛛丝，不知
人事者，以艾烟熏之，以羊乳灌之，立瘥。

误吞麦芒鲠喉疮方

先以乱丝或绒，扎于如意骨上。如无，则以柳条刮净，以
火逼弯如意样，以丝绒扎上，入喉中，上下搅之，待取出芒为
妙，后以青黛吹之效。

误吞针钩有线方②

即以汗衫竹节子穿在线上，推的竹节只抵钩子根，以线硬，
倒往里推，其钩即出为妙。

治面上恶疮五色方 《药性论》。

用盐汤浸绵，拓疮上，五六度即瘥。

治蚯蚓毒 经验方。形如大风，眉鬓皆落，或身如蚯鸣蚓。

浓煎盐汤，浸身数遍即愈。

治诸疮胬肉如蛇出数寸 《圣惠》。

硫黄一两，同土薄之即缩。

治缠脚生疮 《摘玄方》。

荆芥烧灰，葱汁调敷，先以甘草汤洗之。

---

① 蛇：原无，据聚贤堂本、纬文堂本、江东书局本补。

② 方：原作"者"，据原书目录改。

《普济方》 治一切疥疮。

荆芥一两　生地黄半斤　煎汁熬膏，和丸桐子大。每服三十五丸，茶酒任下，一料服完自愈。

《谈野翁试验方》 治妇人面生粉花疮。

定粉五钱　菜籽油调泥碗内，用艾一二团，烧烟熏之，候烟尽，覆地上一夜，取出调搽，永无瘢痕，亦易生肉。

孙真人方 治马咬成疮。

益母草切细，和醋炒，涂之。

《千金方》 治毒攻手足，肿痛欲断。

苍耳叶捣汁，渍之，以渣敷之，立效。春用心，夏用叶秋冬用子。

《圣惠方》 治头风白屑。

王不留行　香白芷　等分　为末干掺，一夜篦去。

《肘后方》 治恶疮，痂后痒痛。

扁竹即萹蓄　捣封，痂落即瘥。

扫癞丹 《千金方》。治恶疮似癞，十年不愈者。

莨菪子三钱　烧研细末，敷之即愈。

《摘玄方》 治唇裂生疮。

瓦花生姜，入盐少许，捣涂。

鹅掌油 《准绳》。治脚缝烂疮。

鹅掌皮烧灰存性为末，敷之。以桐油涂亦妙。

鱼脂膏 《准绳》。治白驳。

用鳗鲡鱼脂擦驳上，微痛。以鱼脂涂之，一上即愈。

又方

用蛇蜕烧末，醋调敷上，神效。

豆根散 治癣疮。

用山豆根末，腊月猪脂调涂之。

半夏散 俱《准绳》。治一切癣。

上以半夏三两，捣到末，以陈酱汁调和如糊，涂之，两三度即瘥，云用生半夏更妙。

绿云散 《准绳》。治灸疮，止痛。

柏叶　芙蓉叶_{端午午时采，不拘多少阴干}　上为细末，每遇灸疮作疼，水调纸上，贴之，养脓止疼。

去苦散 《准绳》。治蛇伤，解虫毒神效。

五灵脂_{一两}　雄黄_{五钱}　为末，涂患处良久，后灌二钱，神效。

轻粉散 仲景公传。治豚疮痛痒，流水流血。

轻粉_{三分}　萝卜子_{一钱}　桃仁_{十四个，去皮尖}　研为末，擦疮上即愈。

劝医六则

人生斯世，无病即是神仙。故人能节欲寡过，使身心泰然，俯仰之间，无非乐境。觉洞天丹丘，无以故也。无如见色忘命，见财忘家，营营逐逐，堕于深渊，沉于苦海。忧愁怨恨之心生，嗔怒斗争之事起，耗精损气，而疾病随之矣。苟或知非悔悟，服药于将病之时，觅医于已病之日，则随病随痊，又何虑焉。乃求人之过甚明，求己之过甚拙，而且讳病忌医，因循等待，及至病成，始叹从前之失医也，已无及矣。铎劝世人幸先医治。

人病难痊，宜多服药。盖病之成，原非一日，则病之愈，岂是一朝。无如求速效于目前，必至隳成功于旦夕。更有射利之徒，止图酬谢之重，忘顾侥幸之危，或用轻粉劫药，取快须臾，未几毒发病生，往往不救。何若攻补兼施，损益并用，既能去邪，复能反正，虽时日少迟，而终身受惠无穷。铎劝世人毋求速效。

病关生死，医能奏效，厥功实宏。世有危急之时，悬金以许，病痊而报之甚薄。迨至再病，医生望门而不肯入，是谁之咎欤？等性命于鸿毛，视金钱如膏血，亦何轻身而重物乎？铎劝世人毋惜酬功。

病痊忘报，俗子负心；病痊索报，亦医生之惭德。盖治病有其功，已报而功小；治病忘其功，不报而功大。要当存一救人实意，不当惟利是图。勿以病家富，遂生觊觎心；勿以病家贫，因有懒散志。养痈贻患，恐吓取钱，皆入恶道。铎劝行医幸无索报。

人不穷理，不可以学医，医不穷理，不可以用药。理明斯知阴阳，识经络脏腑，悟寒热虚实之不同，攻补滑涩之各异，自然守经达权，变通于指下也。否则徒读脉诀，空览本草，动手即错，开口皆非，本欲积功，反致损德。铎劝学医幸务穷理。

医道讲而愈明，集众人之讨论，始可佐一人识见。倘必人非我是，坚持不移，则我见不化，又何能受益于宏深乎？迩来医术纷纭，求同心之助，杳不可多得。然而天下之大，岂少奇人。博采广询，衷获非浅。铎劝学医幸尚虚怀。

跋

    曾祖远公，自少习举业，以数奇，屡试辄蹶。已而出游京师，复不得志，遂究心于医学焉。一日夜深独坐，忽有二老者扣扉而进，衣冠整肃，所与谈皆青囊之术，情意真切，指示详明，盘桓两月余。临别时谓公曰：子可出而救世矣。言旋不见，公始识其为仙子也。由是闭户著书，阐发医理二十余种，所著《素》《灵》《本草》《伤寒》《六气》《外经微言》《石室秘录》、《辨证录》、《脏腑精鉴》、《脉诀阐微》、《辨证玉函》等书，付梓行世已历有年所矣。第前所刊者俱系内科，而外科不与焉。不知疮疡之症，其险更甚于内科，尝见世上患疮疡而不救者，何可胜数。要其所以不救之故，皆由于证候不明，治之不得其法耳。今本集所载，其辨证也备而晰，其用法也妙而神，毋论奇名怪症，处万死一生之候，按法治之，无不可转死为生，屡试屡验，诚为有济于民生，有功于后世矣。故特付诸剞劂，以公海内，庶二仙秘术得以不朽，而先大人著书苦心亦不虚欤。

        时乾隆庚戌花朝曾孙凤辉谨跋

索引

（按笔画排序）